Intervallfasten Low Carb

So zünden Sie mit der neuen Diätmethode den Abnehmturbo

© 2020, by Natalie Heidhauser

Inhalt

Kapitel 1 Intervallfasten im Detail

Was ist Intervallfasten?

Intervallfasten ist eine sehr beliebte Möglichkeit Gewicht zu verlieren. In diesem Abschnitt des Buches stellen wir Ihnen das Intervallfasten vor. Sie haben wahrscheinlich von der 5:2-Diät gehört oder von Menschen, die "nicht jeden Tag nach 17 Uhr essen". Diese Ausprägungen des Fastens sind dazu gedacht, um Menschen zu helfen, Gewicht zu verlieren. Dies funktioniert oft besser als mit einer einschränkenden Diät. Aber stimmt das und könnte das Intervallfasten für Sie funktionieren?

Wir Menschen essen in der Regel drei Mahlzeiten pro Tag: Frühstück, Mittag- und Abendessen (vielleicht mit dem ungeraden Snack dazwischen). Es ist ein Muster, dem die meisten von uns folgen, obwohl es zwischen Individuen und Kulturen stark variieren kann.

Wenn wir uns Säugetiere, Vögel und andere Arten (und vielleicht sogar unsere menschlichen Vorfahren von vor Millionen von Jahren) ansehen, stellen wir fest, dass sie dazu neigen, "ad libitum" zu essen. Das bedeutet Essen, wann sie wollen oder können, so lange sie brauchen. Einige Tiere leben für Wochen, sogar Monate, ohne etwas zu essen oder wegen Nahrungsmangels, erfolgloser Jagd oder einen Winterschlaf, ohne Nahrung.

In unserer modernen (westlichen) Welt müssen wir nicht mehr jagen oder hart nach Nahrung suchen, also ist Fasten nichts, was die meisten von uns tun —es sei denn, wir entscheiden uns dafür. In der Vergangenheit war das Fasten ein Bestandteil des normalen Lebens, da eben nicht immer Nahrung zur Verfügung stand.

Die bekanntesten Konzepte des Intervallfastens

Bevor wir nun gemeinsam das Intervallfasten ergründen, erfahren Sie zuerst welche unterschiedlichen Ausprägungen es von dieser Fastenform gibt. Intervallfasten ist eine Ernährungsform, bei der der Anwender für einen bestimmten Zeitraum nichts isst, oder zumindest die Kalorienzufuhr sehr stark einschränkt.

- Alternatives Fasten bedeutet, dass Sie abwechselnd einen Tag essen und am folgenden Tag fasten. Am dritten Tag wird wieder gegessen und am vierten Tag wird wieder gefastet, u. s. w.

- Das 5:2 Intervallfasten beinhaltet eine stark reduzierte Kalorienzufuhr an zwei Tagen in der Woche (auf etwa 500 bis 600 Kalorien) und eine gesunde, ausgewogene Ernährung an den anderen fünf Tagen.

- 16:8 Intervallfasten beinhaltet nur während eines achtstündigen Zeitfensters Nahrung zu sich zu nehmen und für die restlichen 16 Stunden zu fasten. Zum Beispiel können Sie zwischen 10 und 18 Uhr essen und dann bis zum nächsten Tag um 10 Uhr wieder auf Nahrung verzichten.

- Dann gibt es auch Menschen, die an einem Tag der Woche auf Nahrung verzichten, oder „nur" an einem Tag im Monat einen Fastentag einlegen.

Für welche Art des Intervallfastens Sie sich letzten Endes entscheiden, ist immer von den persönlichen Lebensumständen abhängig. Menschen arbeiten im Büro, andere Menschen sind Berufskraftfahrer und wieder andere Personen arbeiten im Schichtdienst. Daher passen oft nicht alle Intervallfastenformen zu jedem Lebensentwurf.

Was die Studien über Intervallfasten sagen

Intervallfasten hat in vielen kurzfristigen Studien gezeigt, dass es dabei helfen kann, Gewicht zu verlieren, die Gesundheit zu verbessern und potenziell vor der Entwicklung bestimmter Krankheiten zu schützen. Größter Vorteil des Intervallfastens ist jedoch, dass es Sie nicht auf eine bestimmte Diät einschränkt.

Studien haben auch gezeigt, dass Intervallfasten dabei hilft, Diabetes zu verhindern oder sogar umzukehren. Denn durch das Intervallfasten wird die Insulin- und Glukosekonzentrationen im Blut reduziert.

Intervallfasten kann Ihren Schlaf und Ihre Darmgesundheit verbessern. Es kann auch Maßnahmen im Zusammenhang mit Herz-Kreislauf-Erkrankungen und Krebs zu verbessern, und möglicherweise Entzündungen zu reduzieren.

Es gibt jedoch immer noch nicht genügend Studien, um zu zeigen, wie sicher Intervallfasten ist, wenn für einen längeren Zeitraum gefastet wird. Aber im Allgemeinen, die meisten Forschung zeigt, dass es sicher ist bei ansonsten gesunden Erwachsenen.

Wie kann Intervallfasten auch für Sie funktionieren?

Für einige Menschen ist das Intervallfasten ideal da hier keine Kalorien gezählt werden müssen, wie bei einer normalen Diät.

- Wenn Sie oft am Abend sinnlos überessen, kann das Einstellen eines achtstündigen Zeitfensters zum Essen im Inneren dazu beitragen, dies zu stoppen. Machen Sie einen Punkt, nicht mehr nach dem Abendessen zu essen und warten bis zum nächsten Tag, um wieder zu essen. Wenn Sie zum Beispiel dem

16:8 folgen, würden Sie um 18 Uhr zu Abend essen und bis 10 Uhr am nächsten Tag warten, um wieder zu essen.

- Wenn es Ihnen schwerfällt, komplette Lebensmittelgruppen oder bestimmte "Favoriten" nicht mehr zu essen, bedeutet die 5:2-Diät, dass Sie diese an Ihren normalen Esstagen (innerhalb der Vernunft) noch genießen können.

- Während der normalen Esszeit sollten Sie aber sicherstellen, dass Sie eine gesunde, ausgewogene Ernährung zu sich nehmen. Junk Food, Döner, Pizza und dergleichen sollte vermieden werden.

Das sollten Sie beachten

Eine gesunde, ausgewogene Ernährung reich an Obst, Gemüse und Vollkorn ist das, was wir alle anstreben sollten. Berücksichtigen Sie Folgendes, bevor Sie sich auf einen Intervallfastenplan einlassen.

- Alternatives Tagesfasten kann schwer zu halten und meist nicht praktisch sein. Für einige Personen ist diese Art des Intervallfastens nicht geeignet. An den

Tagen, an denen nichts gegessen wird, kommt oft ein sehr starkes Gefühl von Hunger hervor und es fällt den Menschen schwer sich zu konzentrieren. In der Tat, Studien haben gezeigt, dass alternative Tagesfasten nicht zu einem größeren Gewichtsverlust im Vergleich zu kontinuierlichen Kalorienrestriktion Gewichtsverlust Plänen führt.

- Viele Menschen legen Gewicht wieder zu, nachdem sie eine festgelegte Diät oder einen Ernährungsplan befolgt haben. Intervallfasten ist da keine Ausnahme. Langfristige nachhaltige Veränderungen Ihrer Ernährung ist ein besserer Weg, um konsequent ein gesundes Gewicht zu halten.

- Wenn Sie eine chronische Krankheit oder eine Geschichte von Essstörungen haben wird das Intervallfasten nicht empfohlen. Dies gilt auch bei Depressionen, Angst oder bei einer anderen psychischen Erkrankung.

- Schwangeren Frauen oder Frauen, die stillen wird das Intervallfasten nicht empfohlen.

- Wenn Sie regelmäßig bestimmte Medikamente (z. B. Insulin) einnehmen, sollten Sie vor dem Start des Intervallfastens die Vorgehensweiße mit dem Hausarzt besprechen.

Daher wird Intervallfasten nur für gesunde Menschen empfohlen.

Kapitel 2 Auswirkungen und Vorteile des Intervallfastens

Um von den Vorteilen des Interfallfastens zu profitieren, ist es wichtig, die Grundlagen zu verstehen und was während des Prozesses beim Essen geschieht. Wenn wir essen, nehmen wir mehr Energie auf, als wir im Moment benötigen. Wir signalisieren unserem Körper Insulin zu produzieren, um Glukose in unserer Leber und Muskeln zu speichern. Da beide jedoch über eine begrenzte "Speicherkapazität" verfügen, wird die verbleibende Glukose als Fett gespeichert – einfach ausgedrückt.

Beim Intervallfasten geschieht das Gegenteil: Das Fehlen von Essen bedeutet, dass dem menschlichen Körper signalisiert wird, dass es keine Notwendigkeit für Insulinspiegel im Blut gibt. Vielmehr wird sich der Körper auf die Ketone verlassen, d.h. Chemikalien, die in der Leber hergestellt werden und den Körper signalisieren, gespeichertes Fett zu verbrennen, um Energie zu produzieren.

Es wurden mehrere Studien über die Vorteile des intermittierenden Fastens durchgeführt. Allerdings sind nur sehr wenige langfristig und viele wurden nur an Labortieren getestet. Nichtsdestotrotz finden Sie im Folgenden einige der wissenschaftlichen Ergebnisse verständlich zusammengefasst.

Das Intervallfasten erhöht das Niveau des Wachstumshormons um so viel wie fünf Mal. Die hilft weiter beim Fettabbau und Muskelaufbau. Es bringt auch Veränderungen in der Funktion von Genen im Zusammenhang mit Langlebigkeit und Immunität mit sich. Darüber hinaus kann es zu einem Rückgang der Insulinspiegel führen, wodurch gespeichertes Körperfett leichter zugänglich wird. Diese Form des Fastens fördert auch den Prozess der Zellreparatur.

Intervallfasten hilft Ihnen, das Gewicht langfristig abzunehmen

Nach dem Intervallfasten ist es einfacher das Gewicht, was Sie abgenommen haben auch zu halten. Eine zweiteilige Studie mit 40 adipösen Erwachsenen, aus dem Jahr 2016 verglich die kombinierten Auswirkungen eines eiweißreichen, kalorienarmen, intermittierenden Diätplans mit einem traditionellen herzgesunden Ernährungsplan. Die Ergebnisse zeigten, dass beide Diäten sich zwar bei der Reduzierung des Body-Mass-Index (BMI) und der Blutfette (Fettsäuren und Cholesterin) als gleichermaßen erfolgreich erwiesen, die Patienten auf der intermittierenden Fastendiät jedoch einen

Vorteil bei der Minimierung des Gewichts nach einem Jahr zeigten.

Intervallfasten und Vorteile von Diabetes

In Deutschland gibt es 7 Millionen Menschen mit Diabetes.[1] Es leiden also fast 10 Prozent der Menschen in Deutschland an dieser Krankheit. Neben viel Bewegung und einer gesunden Ernährung kann auch das Intervallfasten dazu beitragen bei der Behandlung von Typ-2-Diabetes zu helfen. Denn durch diese Ernährungsform wird der Blutzucker oft einem relativ schwankungsarmen Level gehalten. Wie genau kann nun Intervallfasten dabei helfen, fragen Sie sich jetzt bestimmt.

Wenn wir essen, gibt unser Körper Insulin in den Blutkreislauf ab, um die Zellen mit Energie zu versorgen, aber diejenigen, die prädiabetisch sind, sind Insulin-resistent. Das bedeutet, dass ihr Blutzuckerspiegel erhöht bleibt. Intervallfasten kann denjenigen helfen, die prädiabetisch sind, weil das Intervallfasten erfordert, dass der Körper Insulin seltener produziert. Wenn Sie prädiabetisch sind oder eine Vorgeschichte von Diabetes in der Familie haben, kann diese Art der Ernährung hilfreich sein. Die Forschung hat

---

[1] https://www.diabetesde.org/ueber_diabetes/was_ist_diabetes_/diabetes_in_zahlen

vielversprechende Beweise, um diese Behauptungen zu untermauern: Eine Studie, die 2017 in der Zeitschrift Cell veröffentlicht wurde, fand heraus, dass eine Diät, die Fastenzyklen imitiert, die Insulinsekretion wiederherstellen und die Erzeugung neues Insulin produzierender Pankreas-Betazellen bei Mäusen mit Typ-1- und 2-Diabetes förderte. Während noch weiter geforscht werden muss, deuten frühe Studien an menschlichen Zellproben auf ein ähnliches Potenzial hin.

Intervallfasten hilft Stoffwechselkrankheiten abzuwehren

Ihr zirkadianer Rhythmus oder Ihre innere Körperuhr, ist ein natürliches System, das Gefühle von Schläfrigkeit und Wachheit über einen Zeitraum von 24 Stunden reguliert. Untersuchungen, die im Jahresrückblick der Ernährung im Jahr 2017 veröffentlicht wurden, legen nahe, dass Intervallfasten uns dabei helfen kann, am zirkadianen Rhythmus unseres Körpers festzuhalten. Dies kann auch unserem Stoffwechsel helfen. Das Essen bestimmter Lebensmittel vor dem Schlafengehen wurde auch mit Gewichtszunahme und Schlafstörungen in Verbindung gebracht, vor allem, wenn diese Lebensmittel sauren Reflux verursachen. Wir wissen, dass die Insulinempfindlichkeit tagsüber erhöht wird und wir nachts weniger empfindlich auf Insulin reagieren – das gleiche gilt für die Verdauung. Man fragt sich, ob das Essen in der Nacht gegen unsere Körperuhr wirkt. Wenn Sie Ihren zirkadianen Rhythmus ehren wollen, müssen Sie früher ins Bett gehen und schlafen, damit sich der Körper selbst reparieren kann.

Intervallfasten kann Ihr Risiko für Herz-Kreislauf-Erkrankungen senken

Laut dem statistischen Bundesamt starben im Jahr 2016 mehr als 100.000 Menschen an einer Herzerkrankung.[2] Dabei können Sie Ihr persönliches Risiko für Herzerkrankungen reduzieren, indem Sie einem gesunden Lebensstil folgen: richtig essen, Sport treiben, nicht rauchen und den Alkoholkonsum begrenzen. Die Forschung zeigt auch, dass das Intervallfasten dabei behilflich sein kann. Wenn Sie Kalorien jeden Tag einschränken, verbessert es das kardiovaskuläre Risiko, die glykämische Kontrolle und die Insulinresistenz. In einer kleinen Studie mit 32 Erwachsenen, veröffentlicht im Nutrition Journal im Jahr 2013, wurde nachgewiesen, dass eine Intervallfastentherapie zu einem Gewichtsverlust sowie Herz-Kreislauf-Vorteilen führt, einschließlich verbesserten LDL-Cholesterins und Triacylglycerol-Konzentration. Die Studien verwenden alternatives Fasten, aber denken Sie daran, dass Fasten nicht bedeutet, nicht zu essen – es bedeutet, weniger zu essen. Diese Art der Ernährung ist eine andere Art des Essens und sie spricht Menschen mehr an, weil sie nur innerhalb einiger Tage der Woche, anstatt jeden Tag die Ernährung einschränken müssen. Wenn Sie also das Intervallfasten von der Idee her anspricht, dann sollten Sie es unbedingt einmal versuchen. Denken Sie jedoch daran, dass noch kein Meister vom Himmel gefallen ist. Fangen Sie daher mit kleinen Schritten an. Ein gesunder Lebensstil ist kein Sprint, sondern ein Marathon. Nur ein Schritt nach dem anderen wird Sie an Ihr Ziel führen.

Intervallfasten kann den Alterungsprozess verlangsamen

Forschung zeigt, dass intermittierende Fasten Vorteile können die Auswirkungen von sehr kalorienarmen Diäten imitieren, die gut für Anti-Aging sind. Eine Studie, die 2014 in der Fachzeitschrift Cell Metabolism veröffentlicht wurde, fand heraus, dass Fasten das Altern verzögern und Krankheiten vorbeugen und behandeln kann. Es zeigte sich, dass Fasten adaptive zelluläre Stressreaktionen auslösen kann, die zu einer besseren Fähigkeit führen, mit mehr Stress fertig zu werden und Krankheiten entgegenzuwirken. Kalorienarme Diäten erhöhen den mitochondrialen Stress, und der Vorteil ist das Anti-Aging. Je besser Ihre Mitochondrien (das Kraftpaket unserer Zellen) funktionieren, desto besser funktioniert Ihr Körper.

Für bestimmte Personen funktioniert Intervallfasten am besten

Intervallfasten hat besonders für zwei Personengruppen viel mehr Vorteile als für alle anderen Personengruppen. Die erste Gruppe sind übergewichtige Menschen. Die zweite Gruppe sind Menschen, die während einer Diät ein Plateau erreicht haben. Aber auch Menschen mit Verdauungsprobleme profitieren vom Intervallfasten. Wenn Sie feststellen, dass Ihre Verdauung abends träge ist oder wenn Sie nachts Verdauungsprobleme haben, kann es helfen, früher zu essen und über Nacht zu fasten.

Für wen ist Intervallfasten geeignet?

1. Menschen mit Typ-2-Diabetes

Einfach ausgedrückt, Menschen mit Typ-2-Diabetes haben Schwierigkeiten, auf das Hormon Insulin zu reagieren und gesunden Blutzucker aufrechtzuerhalten. Intervallfasten trainiert den Körper dazu, Fett für die Energiegewinnung anstelle von Zucker zu verwenden, was sehr hilfreich ist.

2. Menschen, die übergewichtig sind

Während die meisten Formen des von Diäten einschränken, was Sie essen wird beim Intervallfasten nicht das „was" geändert, sondern „wie oft" und „wann". Auf diese Weiße essen intervallfastende mit mehr Genuss und Bewusstsein die Nahrung. Diese bewusste Nahrungsaufnahme hilft bei der Gewichtsabnahme ungemein. Zumal die Fastenintervall dem Körper signalisieren das eingelagerte Fett als Energiereserve zu verwenden.

3. Menschen, die die Gesundheit des Gehirns unterstützen möchten

Die Erhöhung der Ketonproduktion, die Senkung des Insulinspiegels und die deutliche Verbesserung der Insulinempfindlichkeit kommen dem Gehirn zugute. Höhere Ketonspiegel durch Fasten können auch das Gehirn besser anheizen – und zu erhöhter Gedächtnisbindung und Lernen, emotionaler Entscheidungsfindung und sensorischer Integration führen. Wie genau Sie die Ketonproduktion anheizen, erfahren Sie im Low Carb Teil dieses Buches.

4. Menschen mit Verdauungsproblemen

Das Intervallfasten gibt dem Körper eine Pause von der ständigen Verdauung oder Verwaltung aller Lebensmittel, die wir essen. Diese Pause kann Menschen helfen, sich übermäßig voll oder aufgebläht zu fühlen. Die Abschaffung der Option, nachts sinnlos zu naschen, sorgt auch dafür, dass die Verdauung Ihren Schlaf nicht beeinträchtigt. Darüber hinaus kann das Intervallfasten Menschen helfen, besser auf Hunger und Fülle zu reagieren.

5. Menschen, die soziales Essen einschränken wollen

Es gibt Menschen, die jeden Tag in Restaurants essen und sich dazu mit anderen Menschen treffen. Hier wird oft über die Stränge geschlagen und es werden viel zu viele Kalorien verspeist. Wenn jemand das Intervallfasten mit Seriosität betreibt, dann müssen während einer Fastenperiode diese Zusammentreffen ausfallen oder nur auf Wasser beschränkt werden. Somit wird durch das Intervallfasten sinnloses essen spät in der Nacht eliminiert.

6. Menschen, die keine Kalorien zählen möchten

Wenn Sie in der Vergangenheit Kalorien zählten, dies vor allem während einer Diät, jedoch trotzdem kein substanzielles Gewicht verloren haben, dann wird Ihnen das Intervallfasten sicher gut gefallen. Denn hier machen Sie einfach Pause vom Essen und bereiten die später folgenden Rezepte aus diesem Buch vor.

Das Schöne am Intervallfasten ist, dass Sie bis zur Zufriedenheit während Ihres Essensfensters essen können und nicht ganze Nahrungsgruppen vermeiden oder Kalorien zählen müssen.

Wie hilft mir Intervallfasten Gewicht zu verlieren?

Die Senkung der basalen Stoffwechselrate ist eine Sorge, die mit der Verringern der Kalorienzufuhr auf einer täglichen Basis einhergeht. Dies bedeutet, dass die Senkung des Gewichtes, auf einer tägliches Basis, schwieriger erreicht werden kann. Es gibt sogar wissenschaftliche Studien, die davon ausgehen, dass der Effekt noch Jahre nach dem Beginn eines Gewichtsverlustes anhalten kann.

Dies erklärt auch, dass es einfach möglich ist das Gewicht vor der Diät wiederzuerlangen, das verloren geht. Im Gegensatz zur Aufrechterhaltung des Gewichts.

In einer Studie von Intervallfasten, wurde die Basal-Metabolisierungsrate (Energieverbrauch bei Ruhe) untersucht. Es wurde festgestellt, dass 36 Stunden Fasten zu einer Erhöhung von Noradrenalin kam. Hierdurch wurde dann der Fettstoffwechsel erhöht (d. h. Fett wurde bevorzugt für Energie verwendet) wahrscheinlich durch die Steigerung des Noradrenalin-Spiegels verursacht. Muskelabbau war erst am Ende des dritten Fastentages zu sehen. Andere Studien zeigten, dass Fasten , über drei bis vier Tage oder mehr hinaus – die Stoffwechselrate um bis zu 20 % senkt.

Wenn mit der Nahrungsaufnahme, nach eineinhalb Tagen Fasten, wieder begonnen wird, verbrennt der Körper immer noch Energie über Glykogen für Energie. Langfristige Verwendung von Intervallfasten kann in der Tat, das Substrat des Körpers für Energie bevorzugt zu Fett verschieben.

Das tägliche Fasten, kann jedoch für den Körper eine größere metabolische Herausforderung darstellen. Auf lange Frist scheint das Fasten die Toleranz von Glukose zu verringern. Dies kann eine Ursache von Diabetes darstellen. Jedoch ist hier noch mehr geforscht werden muss, um die optimale Fastenfrequenz zu ermitteln.

Es scheint jedoch, dass Intervallfasten an Esstagen nicht zu mehr Hunger führt. Denn Studien zeigen, dass Personen an Esstagen, in der Tat 20 Prozent weniger Kalorien zu sich nehmen. Dies geht einher, dass sich diese Personen mit weniger Nahrung bereits voll fühlen als vor dem Beginn der Intervallfastenkur. Studien zeigen auch, dass Menschen Muskelmasse verlieren, wenn an Esstagen weniger als 0,9 Gramm Protein pro Kilogramm Körpergewicht gegessen werden. Erst ab einer Aufnahme von 1,2 G Protein pro Kilogramm Körpergewicht baut der Körper keine Muskelmasse mehr ab.

Das heißt, Intervallfasten kann Muskelabbau verursachen, wenn nicht genügend Protein gegessen wird.

Ratschläge, um mit Intervallfasten abzunehmen

Jede Strategie zur Gewichtsverringerung sollte auch nach dem Erreichen des Zielgewichtes beibehalten werden. Ansonsten tritt der gefürchtete Jojo Effekt ein, und es wird wieder Gewicht zugenommen. Der neue Lebens- und Ernährungsstil sollte also beibehalten werden. Auch wenn nach dem Erreichen des Wunschgewichtes nicht mehr so sehr auf eine Diät geachtet wird ist doch ein gesundes Leben zu empfehlen.

Daher ist es wichtig, dass am Anfang nur wenige Tage Intervallfasten durchführen. Nur dann kann Intervallfasten in einem späteren Verlauf über einen längeren Zeitraum durchgeführt werden. Daher sollten Sie erst einmal nur drei Tage in Folge fasten, um keine Muskelmasse zu verlieren und um eine Verringerung der basalen Stoffwechselrate zu verhindern.

Daher empfehle ich Ihnen erst einmal „nur" 36 Stunden zu fasten. Also von Montagabend bis Mittwochmorgen. nicht mehr als zweimal pro Woche. Sie können aber auch die letzte Mahlzeit um 20 Uhr zu sich nehmen und die nächste Mahlzeit zu Mittag am nächsten Tag. Sie werden natürlich an den Tagen hungrig sein, an denen Sie fasten, aber Sie werden nicht den ganzen Tag hungrig fühlen. Sie werden den Hunger in der Regel um die Zeiten, die Sie normalerweise essen würden, fühlen. Danach sollte dieses Gefühl wieder weniger werden.

Während dieses Hungergefühl auftritt, sollten Sie eine geeignete Ablenkung suchen. Auch ein Spaziergang hilft hier, denn Hunger zu bändigen. Nach 10 bis 30 Minuten sollte dieses Gefühl des Hunger dann vorbei sein. Jedoch sollten Sie beachten, immer genug zu trinken, denn oftmals haben Menschen Durst und verwechseln dieses Gefühl mit Hunger.

Achten Sie darauf, zu trainieren und nehmen Sie in ausreichenden Mengen an Protein zu sich. Besonders an Tagen an denen nicht gefastet wird, um Ihre Muskelmasse zu erhalten.

Kombinieren Sie Intervallfasten mit einer Low-Carb-Diät an Tagen, an denen Sie essen. Sie können auch einen Cheat-Tag einschließen. Wenn Sie Diabetes haben, stellen Sie sicher, dass Sie nur unter Aufsicht eines Arztes mit dem Intervallfasten starten.

Weitere Vorteile:

Herz-Kreislauf: Adiponectin-Spiegel, das antiplaquesbildende und Insulin-sensibilisierende Eigenschaften hat, werden durch Intervallfasten erhöht. Leptin, ein Plaque-bildendes Adipokin, wird reduziert. Noch gibt es keine Studien mit kardiovaskulären Ergebnissen mit Intervallfasten (z. B. Risikominderung bei Herzinfarkten).

Neurologische Vorteile: Die Restriktion von Kalorien erhöht die Transkription der Gene, die Proteine im Körper kodieren, sowie die an der Neuroplastizität und am Überlegen von Neuronen beteiligt sind. Bei Mäusen sowie Ratten auf einem alternativen Fastenschema sind die Proteine, die proteinschädigend in Neuronen funktionieren, erhöht. Kalorienrestriktion, im Allgemeinen, Up-regulierung Autophagie. Die Energiebeschränkung von 30% unter dem, was Probanden in der Regel konsumiert verbessert Glukose-Stoffwechsel, unterdrückte Entzündungen und oxidative Schäden und schützt gegen Krebs, Diabetes, Herzerkrankungen und Muskelschwund. Die zeigte eine Studie von nicht-menschlichen Primaten. IF bewahrt auch das Volumen von Gehirnstrukturen, die mit der emotionalen Kontrolle beteiligt sind. In diese Tiermodellen mit reduzierter Kalorienzufuhr wurden die Folgen von traumatischen

Hirnverletzungen und Schlaganfällen verbessert. Tiere, denen experimentelle Schlaganfällen induziert wurden erholten sich besser auf eingeschränkte Ernährung. Alternatives Tagesfasten schützte Ratten vor kognitiven Behinderungen in Alzheimer-Modellen. Kalorienrestriktion schützt Neuronen in Nagetier-Parkinson-Krankheit Modelle. Bei menschlichen Probanden verbesserte das Fasten das Gedächtnis. Hierzu wurde die Kalorienzufuhr um 30 Prozent reduziert. Viele Studien zeigen, dass Intervallfasten sehr gut für das menschliche Gehirn ist. Jedoch bedürfen diese Studien noch weitere Forschung, um endgültige Beweise zu liefern. Denn bisher konnte noch keine Studie zeigen, dass Intervallfasten das Entstehen von neurologischen Krankheiten schützt.

Verlängerte Lebensdauer:

In Tierstudien lebten Tiere länger, die mit Intervallfasten gefüttert wurden. Jedoch ist nicht bekannt, ob diese Verlängerung aufgrund des Intervallfastens oder aufgrund der Restriktion der Kalorienaufnahme zustande kam.

Sicherlich ist es eine sehr gutes Gefühl, dass wir die Lebensdauer einfach verlängern könnten, indem wir einige Tage in der Woche Fasten und somit länger leben könnten. Jedoch fehlen hier noch die wissenschaftlichen Beweise, dass Intervallfasten für eine Verlängerung der Lebensdauer sorgt.

Krebsrisikoreduktion: Eine zurückblickende Studie mit 6500 Frauen, die eine Vorgeschichte von Magersucht zeigten, haben eine 50-prozentige Verringerung der Inzidenz von Brustkrebs. Dies deutet darauf hin, dass schwere Kalorienrestriktion vor Brustkrebs schützen kann.

Diese Ergebnisse bedeuten jedoch nicht, dass es bei Krebspatienten sinnvoll ist, die Kalorieneinnahme zu reduzieren, wie bei Patienten einer Esssucht. Zwar gibt es Hinweise, darauf, dass Intervallfasten vor und nach einer Chemotherapie dessen Nebenwirkungen reduziert und dessen Wirksamkeit erhöht. Jedoch konnte Intervallfasten ohne die Anwendung einer Chemotherapie zu keiner Verbesserung bei einer Krebsbehandlung führen.

Es wurde jedoch gezeigt, dass eine Kalorienrestriktion die Schaffung neuer Blutgefäße, welche Krebszellen ernähren und die Zellproliferation. Verringert wurde.

Die Reduktion der Kalorien wurde auch mit einer entzündungshemmenden Reaktion verbunden, welche die Krebsprogression und bösartige Umwandlungen hemmen kann.

Eine Strahlentherapie in Verbindung mit einer Kalorienrestriktion kann die Bildung von Metastasen verzögern. Auch bei Mäusen führte die Kalorienrestriktion zu einer 55-prozentigen Abnahme der Inzidenz von Brustkrebs. Seine Auswirkungen auf die Krebsraten beim Menschen bleiben jedoch unbekannt.

Diabetes-Kontrolle: Die dramatischen Verbesserungsraten bei der Auflösung von Diabetes bei Patienten, welche an einem magentraskulär Bypass leiden, sind höchstwahrscheinlich nicht aufgrund der Operation selbst, jedoch aufgrund der dramatischen Einschränkung der Kalorien, welche sich daraus ergibt, vorhanden. Intervallfasten kann dieses Ergebnis zum Teil nachahmen.

Nehme ich mit Intervallfasten gesund ab?

Intervallfasten wurde als eine effektive Möglichkeit, Gewicht zu verlieren. Es ist eine diätetische Praxis, die sich als wirksam für die Gewichtsabnahme erwiesen hat, gute Gesundheit wiederherstellen und Gewicht zu halten. Intervallfasten besteht aus wechselnden Zeiten des Fastens und Essens. Bei der beliebtesten Methode wird das das Abendessen gegen 19 bis 20 Uhr eingenommen und die nächste Mahlzeit wird am nächsten Tag wird dann erst gegen 10 Uhr eingenommen. Somit entsteht ein Fastenfenster von mehr als 12 Stunden. Dies kann bis zu 48 Stunden ausgeweitet werden, je nachdem wie erfahren Sie schon mit dem Intervallfasten sind. Denn die Fastenzeit so lange dauern kann, wie es passt. Sie müssen nicht einem strengen Muster folgen und sich selbst verhungern, nur weil das ein Kollege so sagt. Wenn Sie dem richtigen Muster folgen kann Intervallfasten Ihren Hunger reduzieren und Sie halten das Gewicht, das Sie bereits verloren haben.

Kapitel 3 7 intermittierende Fastentipps zur Umsetzung

Wenn Sie das Intervallfasten richtig anwenden kann es eine sehr effektive Art und Weise des Essens für den Fettabbau sein.

Das liegt vor allem an der zusätzlichen Ernährungsfreiheit, die man bekommt, wenn man alle Kalorien zu einem kurzen Essfenster verdichtet.

Wenn Intervallfasten richtig durchgeführt wird können Sie…

- mit dem Hungergefühlen umgehen
- Essen Sie große Mahlzeiten
- Schließen Sie die Lebensmittel, die Sie mögen, in Ihre Ernährung ein
- Erhöhung der Diäthaftung

- Machen Sie es einfacher für einige Menschen, Fett zu verlieren

Jedoch, wie bei allen Diäten müssen Sie ein Kaloriendefizit halten, um Fett zu verlieren und der Schlüssel dazu ist die Verwaltung Ihres Hungers.

Um Ihnen dabei zu helfen, dies und mehr zu tun, um wirklich das Beste aus Ihren Fastenzeiten hier wirklich herauszubekommen, sind meine Top 7 intermittierenden Fastentipps.

#1: Fasten am Abend starten

Wenn Sie Ihr Fasten nach dem Abendessen starten, können Sie einen großen Teil Ihres Fastens voll vom Abendessen verbringen und dann schlafen. Dies ist aus zwei Hauptgründen von Vorteil:

Sie schlafen den größten Teil der Fastenzeit

Sie können sich nicht hungrig fühlen, während Sie schlafen

Dies macht Ihre Fastenzeit viel überschaubarer und erhöht die Chancen, dass Sie das Intervallfasten erfolgreich durchstehen, vor allem, da Sie sich auf diese Art des Essens einstellen.

#2: Essen Sie Lebensmittel, die Sie füllen

Ein weiterer Trick, um den Hunger in Schach zu halten, ist es füllende Lebensmittel zu essen. Somit fühlen Sie sich nach der Nahrungsaufnahme für längere Zeit satt. Die Zeit des Hungers wird somit gekürzt.

#3: Langeweile verhindern

Beschäftigt zu bleiben ist der perfekte Weg, um Sie davon abzuhalten, die ganze Zeit über Essen nachzudenken. Denken Sie daruber nach, wie oft waren Sie gelangweilt und dies führte zu einem der folgenden Szenarien:

Die Arbeit geht nicht wirklich voran und die Minuten fühlen sich wie Stunden an. Schwups befinden Sie sich auf den Weg zum Snackautomaten.

Sie sind zu Hause schauen TV oder Netflix. Die Sendung ist ok, aber nicht fesselnd und Sie greifen zu sinnlosen Snacks aus Chips, Schokolade oder Gummibärchen.

Es ist komisch, wie oft wir das Essen als Methode des Aufschiebens verwenden, oder um unsere Langeweile zu lindern.

Wenn Sie an Ihrem Kalorienziel festhalten wollen, dann finden Sie interessante Dinge heraus, oder stützen Sie sich in eine Aufgabe, die Sie wirklich interessiert. Denn so wird nicht nur die Zeit viel schneller vergehen, aber Sie werden viel produktiver und glücklicher sein.

#4: Den Hunger in Schach halten

Intervallfasten beginnt mit dem Hungermanagement, nicht Hungervermeidung.

Was ich damit meine ist Folgendes: es ist normal, beim Fasten hungrig zu sein, und das Ziel ist es, dies zu schaffen, nicht so zu tun, als ob es nicht passieren darf.

Eine der besten Möglichkeiten, dies während Ihrer Fastenzeiten zu tun, besteht darin Ihren Appetit mit 0 Kaloriengetränken zu reduzieren. Gute Beispiele sind:

Stilles oder sprudelndes Wasser

Schwarzer Kaffee oder Tee

Grüner Tee

0 kalorienreiche Softdrinks, sollten nur begrenz verwendet werden.

#5: Nicht enttäuscht zu sein, wenn das Fasten gebrochen wird.

Fasten ist keine Ausrede, um zu essen, was sie wollen. Wenn Sie Fett verlieren wollen, müssen Sie immer noch ein Kaloriendefizit erreichen und dies halten. Das bedeutet, dass es wichtig ist, mit einer Mahlzeit in normaler Größe das Fasten schnell zu brechen.

Sicher, das Überspringen des Frühstücks gibt Ihnen mehr Ernährungsfreiheit, da die Kalorien, die Sie früher am Tag nicht essen, ein bisschen Puffer schaffen. Aber wenn Sie dies alles auf einen Schlag essen, werden Sie es sich nur schwieriger machen, ein Kaloriendefizit weiterhin aufrechtzuerhalten.

#6: Planen Sie voraus

Vorausplanung und Organisation macht Intervallfasten und Diäten im Allgemeinen so viel einfacher. Denn anstatt jeden Tag eine Tonne kleiner Entscheidungen treffen zu müssen, können Sie einfach mit dem, was bereits geplant wurde fortfahren.

Zum Beispiel müssen die meisten Menschen herausfinden, was sie essen sollen, wann sie es essen, wann sie einkaufen, wann sie kochen, ob es zu ihren Zielen passt usw.

Durch das Planen dieser Arbeit und die Entscheidung im Voraus glätten Sie den Prozess und reduzieren die Anzahl der Entscheidungen, die Sie treffen müssen. Somit wird die Chance erhöht, nur das zu tun, was für Ihre Gewichtsverlustziele richtig ist.

Im Zusammenhang mit dem Intervallfasten könnte dies bedeuten:

- Beginnen und Beenden des Fastens zur gleichen täglichen Zeit
- Essen Sie die gleichen (oder ähnlichen) Dinge für jede Mahlzeit jeden Tag
- Schreiben einer Einkaufsliste und kaufen Sie nur, was drauf ist
- Kaufen Sie Lebensmittel nie, wenn Sie hungrig sind.
- Jeden Sonntag Zeit, um Ihr Essen für die Woche zu kochen

#7: Einen Anpassungszeitraum zulassen

Wie das Starten von etwas Neuem kann das Intervallfasten einige Zeit in Anspruch nehmen, um sich daran zu gewöhnen. Das bedeutet, dass Sie wahrscheinlich in der ersten Hälfte des Tages für die ersten Wochen hungrig sein werden.

Das ist normal. Akzeptieren Sie es und bewegen Sie sich daran vorbei.

Es ist in der Anfangsphase ganz normal den Hunger zu spüren. Nutzen Sie die Tipps aus diesem Kapitel, um damit besser umzugehen.

Das ist auch in Ordnung.

Machen Sie sich keine Vorwürfe, wenn der Beginn des Intervallfastens nicht perfekt läuft. Wir sind alle nur Menschen und die Perfektion ist ein Zustand, der nicht für alles im Leben erstrebenswert ist. Schreiben Sie sich in herausfordernden Zeiten die folgenden Fragen und deren Antworten auf. Dies gibt Ihnen die Möglichkeit zu entscheiden.

- Was ist die optimale Fastenlänge für mich?
- Wie gehe ich mit meinem Hunger um?
- Ist Fasten für mich?
- Und vieles mehr

Kapitel 4 Low Carb im Detail

Das großartige an diese Buchkonzept ist die Kombination aus zwei effektiven Diätmethoden. Wir haben nun das Intervallfasten beleuchtet und verbinden die nun mit einer sogenannten Low Carb Ernährung. Dies bedeutet, dass Sie nur Mahlzeiten zu sich nehmen, deren Lebensmittel Kalorienreduziert sind. Keine Sorge, später in diesem großartigen Buch erhalten Sie eine Menge an den passenden Rezepten für dieses neue Konzept.

Was ist Low-Carb?

Low-Carb-Diäten sind kein neues Phänomen. Die strenge Low Carb Diät, die sich Keto Diät nennt, wurde vor fast 100 Jahren als eine Möglichkeit zur Behandlung von Epilepsie entwickelt und die Atkins-Diät wurde 1972 eingeführt. Aber in den letzten Jahren, sind Low-Carb-Diäten viel häufiger geworden: Neben der ketogene Diät und Atkins, gibt es Low-Carb High-Fat (oder LCHF), Whole30, und Paleo. Die Low-FODMAP-Diät schneidet auch bestimmte – aber nicht alle – Kohlenhydrate aus.

Es gibt heute so viele Essgewohnheiten, die sich darauf konzentrieren, Kohlenhydrate zu senken – aber ist es gesund, Kohlenhydrate zu senken, und ist es die richtige Art von Ernährung für Sie?

Was sind die verschiedenen Arten von Low-Carb-Diäten?

Es gibt viele verschiedene Möglichkeiten, wie Sie eine Kohlenhydrat-eingeschränkte Ernährung und mehrere "Low-Carb"-Diäten zu folgen essen. Jede Diät definiert, was als "niedrig" anders betrachtet wird. Hier ist, wie die typische Kohlenhydratzufuhr ist wie für einige der beliebtesten Low-Carb-Diäten:

Keto Diät

Diese Diät ist vielleicht die strengste bei der Begrenzung der Kohlenhydrate. Das Ziel ist, Ihren Körper in Ketose zu bekommen. In diesem Zustand verbrennt der Körper das eingelagerte Fett für die Energiegewinnung. Dies geschieht jedoch nur, wenn die aufgenommenen Kohlenhydrate unter einen bestimmten Wert liegen. Um in Ketose zu sein, müssen die meisten Menschen nicht mehr als 15 Gramm Kohlenhydrate am Tag essen. Als Referenz in einer einzigen Scheibe Brot sind 15 Gramm Kohlenhydrate. Die Keto-Diät mäßigt auch die Menge an Protein, die Sie essen, und fördert den Verzehr von mehr Fett.

Atkins Diät

Je nach Ihren Diätzielen gibt es drei Versionen der Atkins Diät. Diese sind Atkins 20, Atkins 40 und Atkins 100 – wo Sie sich auf 20, 40 oder 100 Gramm Kohlenhydrate pro Tag beschränken. Dies ist auch eine fettreiche Ernährung.

Low-Carb High-Fat

Wie der Name schon sagt, ist dies ein Sammelbegriff für eine Vielzahl von Nicht-Keto-, Nicht-Atkins-Diäten, die kohlenhydratarm und fettarm sind, und was tatsächlich "niedrig" ausmacht, ist in hohem Maße vom Individuum abhängig.

Whole30

Es wird nicht als Low-Carb-Diät verstanden, aber diese Art der Ernährung Essens zu folgen, wird letztlich dazu führen, dass weniger Kohlenhydrate konsumiert werden. 30 Tage lang eliminieren Sie bei dieser Ernährungsform Zucker, Alkohol, Milchprodukte, Hülsenfrüchte und Körner. Die Lebensmittel sind alle ziemlich kohlenhydratschwer.

Paleo

Diese Diät wirbt auch technisch nicht als Low-Carb. Die Paleo-Diät, die sich darauf konzentriert, wie unsere Jäger-Sammler-Vorfahren zu essen, eliminiert jedoch verarbeitete Lebensmittel sowie Hülsenfrüchte und Getreide. Somit werden weniger Kohlenhydrate konsumiert. Das Ziel dieser Diät ist aber nicht die Reduzierung der Kohlenhydrate, sondern sich so zu ernähren wie unsere Vorfahren vor tausenden von Jahren. Diese Form der Ernährung erlaubt Früchte und Süßstoffe in ihrem natürlichen Zustand, die andere Low-Carb-Diäten tendenziell vermeiden.

Was vermeiden Sie bei einer Low-Carb-Diät?

Kohlenhydrate zu begrenzen bedeutet, fast alle Brote, Nudeln, Reis und andere Körner aus der eigenen Ernährung zu reduzieren oder zu eliminieren. Obst, Gemüse und sogar Milchprodukte liefern jedoch auch Kohlenhydrate und müssen oft zurückgeschnitten oder eliminiert werden. Wir stark dies geschieht hängt von der jeweiligen Form der Low Carb Diät ab. Denn Zucker ist im Wesentlichen ein einfaches Kohlenhydrat, Süßigkeiten, Backwaren (die meist aus Mehl hergestellt werden), und Alkohol müssen in der Regel auch vermieden werden.

Was kann man während einer Low-Carb-Diät essen?

Was Sie essen können und was nicht, hängt von der Art der Low-Carb-Diät ab, der Sie folgen möchten. Im Allgemeinen wird Ihre Ernährung jedoch stark auf Proteine und/oder Fette angewiesen sein. Für Ihre allgemeine Gesundheit ist es wichtig, sich nicht nur tierischen Proteinen (rotes Fleisch, Geflügel, Eier usw.) und tierischen Fetten (Butter, Ghee, etc.) zuzuwenden, sondern sich auf pflanzliche Proteine und Fette zu stützen.

Denken Sie daran: Nüsse, Samen, Butter und Öle und Hülsenfrüchte können konsumiert werden, wenn die jeweilige

Low Carb Form dies erlaubt- Es gibt auch in der Regel Platz für einige Früchte wie Beeren und Avocado, sowie Gemüse wie Blumenkohl, Zucchini, Pilze, Spinat, Sellerie, Spargel, Brokkoli, Grünkohl, Rosenkohl und Salate.

Der vielleicht bedeutendste (und auch wissenschaftlich fundierte) Vorteil von Low-Carb ist Gewichtsverlust. Die Forschung zeigt, dass Low Carb Ihnen hilft, Gewicht schneller im Vergleich zu anderen Diäten wie fettarme Pläne zu verlieren. Einige Untersuchungen schlagen vor, dass der Verzehr von Low-Carb es einfacher macht Gewicht abzunehmen.

Eine sehr aktuelle Studie, veröffentlicht in der Zeitschrift *Ernährungstrends* berichtete, dass Erwachsene, die eine kohlenhydrateingeschränkte Ernährung für vier Wochen folgten, ihre Nahrungsgelüste, insbesondere für fettreiche Lebensmittel, signifikant reduzierten. Frauen waren auch in der Lage, ihren süßen Zahn zu zähmen. In dieser speziellen Studie waren 14 Prozent der Ernährung der Teilnehmer Kohlenhydrate, 58 Prozent Fett und 28 Prozent Protein.

Eine Low-Carb-Diät kann auch Vorteile für Ihr Herz haben. Es gibt mehrere Studien, die sich mit dem Essen der kohlenhydratarmen Ernährung für die Gesundheit des Herzens befassen, aber diese ist besonders bemerkenswert: Eine 20-jährige Studie mit über 82.000 Frauen fand heraus, dass diejenigen, die kohlenhydratarme Ernährung aßen und dann diese Kohlenhydrate durch hauptsächlich Gemüsequellen von Protein und Fett ersetzten, ihr Risiko für Herzkrankheiten um 30 Prozent senkten.

Die Frauen, die Kohlenhydrate reduzierten und sich hauptsächlich von tierischen Fetten und Proteinen ernährten, senkten ihr Risiko für Herzkrankheiten jedoch nicht um statistisch signifikante Mengen. Es gibt auch andere Forschung, die zeigt, wenn Sie auf gesättigte Fettsäuren verzichten (in dem Bemühen, Ihrem Herz zu helfen und Ihr Cholesterin zu verbessern), aber Sie ersetzen diese fetten Kalorien mit Kohlenhydraten, und vor allem mit raffinierten weißen Kohlenhydraten, dann können Sie tatsächlich diese Werte verschlechtern.

Kapitel 5 Wie setze ich die Diät um?

Die Forschung

Studien zeigen, dass die Vermeidung von Zucker und Stärke bei der Stabilisierung des Blutzuckers und des Insulinspiegels hilft. Diese Combo sorgt für erhöhte Fettverbrennung, höhere Sättigung, und reduzierte Nahrungsaufnahme. Während andere Studien zeigen, dass eine Low-Carb-Diät zur Gewichtsabnahme und zum Blutzuckermanagement beiträgt, hat die Forschung auch gezeigt, dass der Verzehr einer fettreichen Ernährung nicht problematisch ist.

Hier ist also die Liebe zu Gemüse und gesunden Fettproteinen praktisch. Letztendlich geht es bei einer kohlenhydratarmen Ernährung darum, weniger Kohlenhydrate zu essen und dabei Lebensmittel mit einem höheren Fettanteil zu konsumieren. Es sollte auch eine große Portion Gemüse auf Ihrem Teller landen. Wo es an Nudeln fehlt, sollte es eine ganze Menge Zoodles geben! Und Sie werden nicht merken, dass das Brot fehlt, wenn Sie ein kräftiges Blatt zwischen den Zähnen haben, das als Brotersatz dient.

Aber um Ihnen zu helfen, die JA und NEINs einer Low-Carb-Diät besser zu verstehen, haben wir einen ausführlichen Leitfaden zusammengestellt. Dieser enthält Anleitungen wie ein Low-Carb Anfänger am besten mit dieser Ernährungsform beginnt.

Wie man eine Low-Carb-Diät zusammensetzt

Achten Sie darauf, Ihre Kohlenhydrate den ganzen Tag über zu reduzieren. Kohlenhydrate liefern Glukose, das ist der Treibstoff, mit dem Ihr Gehirn läuft, so dass dies Ihnen helfen wird, sich jeden Tag auf neue sehr gut zu fühlen.

Beim Bau Ihres Tellers wird eine Mahlzeit mit vier Komponenten dringend empfohlen: Eiweiß (z.B. Huhn, Lachs), gesundes Fett, ein Frucht- oder nichtstärkehaltiges Gemüse und ein Vollkorn- oder stärkehaltiges Gemüse ohne Vollkorn. Wenn Sie Kohlenhydrate begrenzen, haben Sie vielleicht eine halbe Tasse braunen Reis, anstatt eine ganze Tasse, oder eine kleine Süßkartoffel.

Wenn Sie eine Vorstellung davon haben möchten, wie Kohlenhydrate zu zählen sind, insbesondere wenn Sie eine bestimmte Anzahl pro Tag anstreben, gibt es einige allgemeine Richtlinien. Stärke (Getreide, Bohnen, stärkehaltiges Gemüse) und Früchte enthalten etwa 15 Gramm Kohlenhydrate pro Portion. Milch hat 12 Gramm pro Portion. Und Gemüse (man denke an Brokkoli und Grünkohl) haben etwa 5 Gramm Kohlenhydrate pro Portion. Fleisch, Fette und Öle enthalten null Gramm Kohlenhydrate. Eine Food-Tagebuch-App (wie MyFitnessPal oder Lose It!) kann Ihnen auch helfen den Überblick über Ihre tägliche Kohlenhydrataufnahme zu behalten.

Es kann sich ärgerlich anfühlen, den Überblick über Kohlenhydrate auf den ersten Blick zu halten, aber mit der Praxis erhalten Sie eine Vorstellung davon, wie Sie sie in Ihren Mahlzeiten essen möchten, und bald können Sie aufhören zu zählen. Denn ein Blick auf ein Rezept offenbart Ihnen die Kohlenhydrate.

5 Schritte um mit Low Carb richtig durchzustarten

Sie sollten beginnen, alles in Nummer 1 enthalten auszuschneiden, dann, wenn Sie bereit sind, bewegen Sie sich auf Nummer 2 und so weiter.

Motivationstipp zu Beginn. Es ist wichtig, dass Sie das Wissen aus diesem Buch auch in Ihrem Alltag anwenden. Daher setzten Sie einen Schritt nach dem anderen in Ihrem Leben um. Starten Sie mit Schritt 1 und setzten Sie dessen Ratschläge um. Erst danach wenden Sie sich zu Schritt 2 zu.

1. Alle zuckergesüßten Getränke - prickelnde Getränke, Fruchtsaft, aromatisierte Milch und Energydrinks - sie sind ALLE flüssiger Zucker in einer Flasche. Für die meisten Menschen ist das Trinken von zuckergesüßten Getränken die häufigste Zuckerquelle in ihrer Ernährung. Indem Sie sie dies stoppen, sind Sie auf dem Weg Ihre Gesundheit zu revolutionieren. Trinken Sie Ihren Zucker nicht mehr!

2. Süßigkeiten, Süßwaren, zuckerhaltige Leckereien - ersetzen und dann weglassen. Streben Sie niedrigere Kohlenhydrat-Versionen Ihrer üblichen süßen Leckereien, Süßigkeiten und Eis an. Beginnen Sie

High-Kakao-Low-Zucker-Schokolade zu genießen, wenn Sie die zuckerhaltige Schokolade stoppen. Bonus-Tipp: Lassen Sie sich nicht von Süßigkeiten täuschen, die sich mit echtem Fruchtsaft oder fettarm ausgeben.

3. Backen, Kuchen, Kekse, Gebäck - regelmäßiges Backen ist eine giftige Kombination aus verarbeiteten Kohlenhydraten, hochzuckerhaltigen und ungesunden Fetten. Während dem Intervallfasten mit Low Carb sind solche Snacks nicht erwünscht und wir werden Sie später in diesem Buch durch andere Snacks ersetzen.

4. Getreide und Müsli. Diese sind in der Regel hoch verarbeitet, reich an Zucker angereichert. Es wird Sie einen Zuckerabsturz später am Morgen fühlen lassen. Sieht Ihr Frühstück morgens so aus? Frühstückscerealien ähneln heutzutage eher Desserts als eine herzhafte Art, den Tag zu beginnen.

5. Zucker und Mehl - wenn Sie diese 2 Dinge aufgeben, werden Sie Ihre Gesundheit, Gewicht und Ernährung sehr stark verbessern. Die Leute mögen sagen, es ist restriktiv und Sie geben ganze Lebensmittelgruppen auf, aber was Sie aufgeben, sind nur einzelne Lebensmittel, die durch andere Lebensmittel ersetzt werden. Nur weil Mehl und Zucker in so vielen

Produkten zu finden sind, scheint es restriktiv zu sein, sie aufzugeben. Noch vor 10 Jahren waren viele dieser Produkte nicht verfügbar. Supermärkte sahen ganz anders aus, als sie es jetzt sind.

Wann ist der beste Startzeitpunkt und die besten Strategien?

Was ist Carb Cycling?

Carb Cycling ist eine Ernährungsstrategie auf hohem Niveau, die zwischen hoher und niedriger Kohlenhydratzufuhr wechselt. Es erfordert strenge Einhaltung und sollte nur in kurzen Phasen verwendet werden.

Eines der Ziele des Carb-Cycling ist es den Körper zu zwingen Fett für Kraftstoff anstelle von Glykogen (eine Form von gespeicherten Kohlenhydraten) zu verwenden. Die Durchführung von Übungen an Low-Carb-Tagen kann zu einer erhöhten Fähigkeit führen Körperfett für Kraftstoff zu verbrennen, sobald die Glykogenspeicher erschöpft sind.

Dieser Sport führt jedoch nicht zu einer besseren Leistung. Darüber hinaus kann es vorkommen, dass Carb-Cycling je nach Sportart, an der Sie teilnehmen, Ihren Ernährungsbedürfnissen nicht entspricht. Ein Marathonläufer wird wahrscheinlich für ein Rennen anders Ernährung zu sich nehmen als ein Sprinter.

Bevor Sie Carb-Cycling ausprobieren, finden Sie heraus, wie viele Basis-Kohlenhydrate Ihr Körper benötigt, die unter Berücksichtigung der folgenden Faktoren berechnet werden können:

- Alter, Gewicht und Größe

- Basaler Stoffwechsel (BMR)

- Aktivitätsebene (sitzend, aktiv usw.)

- Täglicher Makronährstoffabbau (Proteine/Kohlenhydrate/Fette)

Typische Ernährungspläne während des Carb-Cycling sind hohe, mittlere und Low Carb Tage. Für Sportler sind hohe und mittlere Aufnahmen während der Trainings Tage sinnvoll. Eine Low-Carb-Aufnahme an Tagen an denen Sie ruhen. Die allgemeinen Leitlinien lauten wie folgt:

Verringern Sie bei Tagen mit hohem Aufwand die Grundaufnahme um 15–20 %.

Reduzieren Sie den Konsum um weitere 20%-25% bei mittleren bis kohlenhydratarmen Tagen.

Da Carb-Cycling nicht für langfristiges Gewichtsmanagement empfohlen wird, sollten Sie es nur in Betracht ziehen, nachdem Sie nachhaltigere Ernährungsstrategien einhalten.

Wie funktioniert das Carb-Cycling?

Der Plan funktioniert durch abwechselnde Kohlenhydrat-Aufnahme während der Woche und dies setzt den Körper in einem Kaloriendefizit auf Low Carb Tage, um Gewichtsverlust zu fördern. Das primäre Ziel des Carb Cycling ist es, die Verwendung von diätetischen Kohlenhydraten und gespeichertem Glykogen zu maximieren. Es gibt zwei gemeinsame Carb-Cycling Pläne:

Große "Re-Feeds"

Selten werden große "Re-Feeds" von Kohlenhydraten verwendet, wenn Sie sieben bis 14 Tage in Folge einem Low-Carb-Essensplan folgen. Dann wählen Sie einen Tag, um deutlich mehr Kohlenhydrate zu sich zu nehmen und trainieren an genau diesem Tag mehr als sonst.

"Re-Feeds" werden als Pausen vom Low Carb-Essen verwendet. Eine Nahrungsaufnahme über eine längere Zeit mit weniger Kohlenhydraten treibt Ihren Körper an die Verwendung einer alternativen Energiequelle (gespeichertes

Körperfett). Sobald Kohlenhydrate aufgebraucht sind, verlässt sich Ihr Körper auf Fett für Kraftstoff.

Moderate "Re-Feeds"

Mit häufigen moderaten Re-Feeds können Sie einen Tag mit hohem Kohlenhydratessen alle drei bis vier Tage während einer normalen Low Carb Phase integrieren. Einige Leute wechseln auch einfach hohe und Tage mit weniger Kohlenhydraten.

Wirksamkeit

Forschung zeigt, dass ein gut entwickelter Carb-Sportplan, für eine kurze Zeit durchgeführt, kann effektiv sein, um sportliche Leistung zu steigern und Gewicht zu verlieren.

Carb-Cycling ist ein beliebter Weg geworden, um Gewichtsverlust Plateaus zu überwinden. Es ist auch eine Methode, die Bodybuilder und Athleten verwenden, um einen Wettbewerbsvorteil zu gewinnen.

Der Zweck von Low Carb Tagen ist es, die Körperfettnutzung durch die Verbesserung der Insulinempfindlichkeit zu fördern. Insulin ist ein Hormon, das verwendet wird, um Energie aus Kohlenhydraten und somit aus Zucker zu absorbieren.

Hohe Kohlenhydrattage werden verwendet, um Ihre Muskeln zu trainieren, den Stoffwechsel zu steigern, die sportliche Leistung zu verbessern und Appetit regulierende Hormone wie Leptin und Ghrelin zu verbessern. Leptin signalisiert unserem Gehirn, wenn wir uns nach dem Essen voll fühlen, während Ghrelin das Hormon ist, das Hunger signalisiert.

Wie alle Esspläne erfordert das Carb-Cycling eine regelmäßige Neubewertung und Anpassung, um sicherzustellen, dass es weiterhin die beabsichtigten gesundheitlichen Vorteile bietet. Die Beratung mit Ihrem Arzt oder Ernährungsberater, um einen individuellen Plan zu erstellen, ist ideal.

Als eine Form des Carb-Cycling entscheiden sich einige dafür, "Cheat"-Mahlzeiten in einen ansonsten Low Carb-Essensplan zu integrieren. Obwohl es nicht so präzise wie traditionelle Carb-Cycling, Cheat-Mahlzeiten können den Zweck der Steigerung der Leptin-Spiegel und dem Stoffwechsel dienen, sowie eine motivierende Belohnung für die Verfolgung der eingeschränkteren Ernährung an anderen Tagen sein.

Bestimmen, ob es für Sie richtig ist

Carb-Cycling kann für die meisten Menschen funktionieren, wenn es richtig und für kurze Zeit angewendet wird. Dies ist jedoch keine gesunde Ernährung für einige Menschen, wie Menschen mit Diabetes oder Herzerkrankungen, Menschen mit Essstörungen, oder für schwangere oder stillende Frauen. Für jemanden, der mit Prädiabetes oder Diabetes kämpft, kann das Gespräch mit Ihrem Arzt über die Anpassung Ihrer Kohlenhydratzufuhr zusätzliche gesundheitliche Vorteile bieten.

Das heißt, es ist wichtig. vorsichtig zu sein, um plötzliche Änderungen an Ihrer Kohlenhydrataufnahme zu machen, wenn Sie bestimmte Medikamente gegen Diabetes (wie Insulin) einnehmen. Zusätzlich, an den Low Carb Tagen erleben einige Menschen einige unangenehme Nebenwirkungen, wie Müdigkeit, Heißhunger, Blähungen, Reizbarkeit, Verstopfung und Schlafprobleme.

Da das Programm strikte Einhaltung erfordert, ist es möglicherweise nicht die beste Methode, damit alltägliche gesunde Essgewohnheiten zu entwickeln oder für Menschen zu arbeiten, die Mäßigung bevorzugen. Einige Forscher tendieren jedoch zu dieser Methode, da sie ein Mittelweg zwischen einer extremen Low Carb Diät und einer normalen Ernährung ist.

57

<u>**Carb-Cycling und Gewichtsverlust**</u>

Das Schwanken der Einnahme von Kohlenhydraten kann eine gute Möglichkeit sein Gewicht und Körperfett zu verlieren, solange Portionskontrolle, Geduld, und der vorgeschriebene Essplan befolgt wird. Da das Carb-Programm oft ein Kaloriendefizit beinhaltet (da die meisten Menschen weniger wahrscheinlich Fette und Proteine zu konsumieren), ist es wahrscheinlich, Gewichtsverlust zu erhöhen.

Darüber hinaus gibt es einen wichtigen und signifikanten Zusammenhang zwischen Kohlenhydrataufnahme und Blut-Insulin-Spiegel. Wenn Insulinkonzentrationen im Blut auf einem hohen Niveau bleiben, ist die Fettspeicherung wahrscheinlicher. Für die Fastentage ist es also ideal, die Tage der niedrigen Phase in die Tage zu legen, an denen sowieso weniger Kohlenhydrate aufgenommen werden.

Welche Herausforderungen können am Anfang auftreten?

Wenn Sie plötzlich und drastisch Kohlenhydrate reduzieren können Sie eine Vielzahl von vorübergehenden gesundheitlichen Auswirkungen auftreten. Diese sind:

- Kopfschmerzen

- Mundgeruch

- Schwäche

- Müdigkeit

- Muskelkrämpfe

- Hautausschlag

- Durchfall oder Verstopfung

Jedoch schränken einige Diäten die Kohlenhydratzufuhr so sehr ein, dass sie langfristig Mineralstoff- oder Vitaminmangel und Knochenverlust führen. Auch können hierdurch das Risikos für gewissen chronische Krankheiten, im Magen-Darm-Trakt erhöht werden.

Da Low-Carb-Diäten nicht alle nötigen Nährstoffe liefern, wird diese Diätmethode, nicht für Jugendliche empfohlen, die sich noch in der Wachstumsjahre befinden. Ihre wachsenden Körper brauchen diese Nährstoffe, welche in Vollkornprodukten, Gemüse und Obst enthalten sind.

Eine stark einschränkende Kohlenhydrataufnahmen von weniger als 20 Gramm am Tag kann zum Prozess mit der Bezeichnung Ketose führen. Hier baut der Körper gespeichertes Fett ab. Hierdurch bilden sich Ketone im

Körper, die Nebenwirkungen, wie Kopfschmerzen, Übelkeit, Müdigkeit und Mundgericht sein.

Noch ist nicht wissenschaftlich untersucht, welche langfristigen Gesundheitsrisiken eine Low Carb Ernährung haben kann. Denn die meisten Studien haben einen Untersuchungszeitrum von einem Jahr oder weniger.

Einige Gesundheitsexperten glauben, dass der Verzehr von großen Mengen an tierischem Protein und Fett, das Risiko für Herzerkrankungen oder bestimmte Krebsarten tatsächlich erhöht werden können. Jedoch ist dies nicht bewiesen und bedarf weiterer Forschung.

Wenn Sie einer kohlenhydratarmen Ernährung folgen, die fettreicher und möglicherweise proteinreicher ist, dann wählen Sie nur Lebensmittel mit gesunden Proteinen und ungesättigten gesunden. Fetten. Fettreiche Milchprodukte, rotes Fleisch sowie Gebäck und verarbeitete Cracker müssen vermieden werden.

Wann sind die besten Zeiten zu essen?

Sie fragen sich vielleicht, ob das Timing wichtig ist, um Kohlenhydrate zu essen.

Im folgenden Abschnitt wird die Forschung über den besten Zeitpunkt für eine Kohlenhydrataufnahme dargestellt.

Die Forschung ist über die Frage, wann die beste Zeit der Low Carb Nahrungsaufnahme für das Ziel eines Gewichtsverlustes ist, nicht konsistent. Denn in einer 6-monatigen Studie wurden 78 fettleibige Erwachsene gebeten, eine kalorienarme Diät zu befolgen, bei der Kohlenhydrate entweder nur beim Abendessen oder bei jeder Mahlzeit gegessen wurden. Die Gruppe des Abendessens verlor mehr Gesamtgewicht und Körperfett und fühlte sich voller als diejenigen, die Kohlenhydrate bei jeder Mahlzeit aßen.

Umgekehrt, zeigt eine andere Studie an 58 übergewichtigen Männern nach einer kalorienarmen Diät mit entweder mehr Kohlenhydrate zum Mittag- oder Abendessen, dass beide Methoden ähnlich wirksam für den Fettabbau waren.

Währenddessen beobachtet eine aktuelle Studie, dass Ihr Körper besser bei der Verbrennung von Kohlenhydraten am Morgen und Fett am Abend ist. Das bedeutet, Kohlenhydrate sollten früher am Tag für eine optimale Fettverbrennung verbraucht werden.

Auch deuten mehrere anderen Studien darauf hin, dass Gewichtszunahme dazu neigt, mit dem Verzehr von mehr Kalorien später am Tag auftreten. Große Mengen an Kohlenhydraten am Abend führen also zu einer Gewichtszunahme.

Aufgrund dieser gemischten Ergebnisse ist es unklar, ob es eine beste Zeit gibt, um Kohlenhydrate für den Fettabbau zu essen.

Darüber hinaus ist Ihre gesamte Kohlenhydrataufnahme wahrscheinlich wichtiger als Timing, da der Verzehr von zu vielen Kohlenhydraten oder Kalorien aus anderen Nährstoffen den Gewichtsverlust behindern kann.

Ziel ist es, mehr ballaststoffreiche, komplexe Kohlenhydrate wie Hafer und Quinoa über raffinierte Kohlenhydrate wie Weißbrot, weiße Pasta und Gebäck zu wählen, da erstere in der Regel mehr füllend sind.

Um Muskeln aufzubauen

Kohlenhydrate sind eine wichtige Quelle von Kalorien für Menschen, die Muskelmasse aufbauen wollen. Allerdings haben nur wenige Studien untersucht wie die Zeit der Kohlenhydrataufnahme den Muskelaufbau beeinflusst.

Einige Studien finden, dass der Verzehr von Kohlenhydraten zusammen mit Protein innerhalb weniger Stunden nach dem Training dazu beiträgt, die Proteinsynthese zu erhöhen. Das ist der Prozess, durch den Ihr Körper Muskeln aufbaut.

Doch andere Studien deuten darauf hin, dass der Verzehr von Protein alleine nach dem Training genauso effektiv bei der Stimulierung der Proteinsynthese ist, wie der Verzehr von Protein zusammen mit Kohlenhydraten.

Das heißt, während eines Widerstandstrainings verlässt sich Ihr Körper erheblich auf Kohlenhydrate als Kraftstoffquelle, so dass eine kohlenhydratreiche Mahlzeit oder ein Snack, die vor dem Training aufgenommen wird, Ihnen hilft, besser zu trainieren.

Darüber hinaus haben Kohlenhydrate eine proteinsparende Wirkung, was bedeutet, dass Ihr Körper lieber Kohlenhydrate für Energie anstelle von Proteinen verwendet. Als Ergebnis kann der Körper Protein für andere Zwecke verwenden, wie Muskelaufbau, wenn Ihre Kohlenhydrataufnahme höher ist.

Darüber hinaus kann der Verzehr von Kohlenhydraten nach dem Training den Abbau von Proteinen verlangsamen, die nach dem Training auftreten, was das Muskelwachstum unterstützen kann.

Dennoch, für die meisten Menschen, ist das Essen an ausreichende Mengen an gesunden komplexen Kohlenhydraten im Laufe des Tages wichtiger für den Muskelaufbau als das Timing.

Für sportliche Leistung und Erholung

Athleten und Menschen, die intensiv trainieren, können vom Timing ihrer Kohlenhydrataufnahme profitieren.

Die Forschung zeigt, dass das Essen von Kohlenhydraten vor und nach dem Training den Athleten hilft, eine bessere Leistung zu haben und sich schneller zu erholen. Dies reduziert Muskelschäden und Schmerzen.

Der Grund hierfür ist, dass der Glykogenspeicher in den Muskeln erschöpfen kann, wenn absolut keine Kohlenhydrate zugeführt werden. Dies betrifft jedoch nur Profisportler. Wenn Sie während des Intervallfastens keine Kohlenhydrate zu sich nehmen und einen Spaziergang unternehmen, sollte dies keine Probleme darstellen.

Der Verbrauch von Kohlenhydraten mindestens 3-4 Stunden vor dem Training kann Athleten helfen, für längere Zeit zu trainieren. Der Konsum von Kohlenhydraten 30 Minuten bis 4 Stunden nach dem Training hilft dabei die Glykogenspeicher wiederherzustellen.

Ein noch besserer Effekt für das Auffüllen des Glykogenspeichers wird durch das Zuführen von Protein nach dem Training erreicht. Während Athleten, die mehrmals pro Tag trainieren von einer exakten Kohlenhydrateaufnahme rund um deren Trainingseinheiten profitieren zeigt die Forschung aber auch, dass dies weniger wichtig für die durchschnittliche Person ist.

Wie kombiniert man Low Carb mit dem richtigen Sport?

Ihr Körper ist daran gewöhnt Kohlenhydrate für Energie zu verbrennen. Wenn Sie plötzlich die Kraftstoffe (Ihr gespeichertes Körperfett) wechseln, ist es, als würde man Diesel in einen Benzinmotor gießen. Ihr Auto würde unter Schock stehen. Und so wird Ihr Körper ein paar Tage für diese Umstellung benötigen, bis er sich daran gewöhnt, Ketone für Kraftstoff zu verwenden.

Die Ketose ist in erster Linie dann vorhanden, wenn Ihr Körper in erster Linie Fettsäuren statt Kohlenhydrate für Energie und Gehirnfunktion verbrennt. Wenn Sie eine Low-Carb-Diät beginnen, ist eines der schlimmsten Dinge, die Sie tun können, ist Sport zu treiben.

Sicher, gemütliche Spaziergänge sind keine große Sache. Jedoch ist es am besten, anstrengende Bewegung für die ersten paar Wochen während Ihrer Low-Carb-Diät zu vermeiden. Hohe Intensität, Cardio oder Krafttraining wird ein Schock für Ihren Körper sein, während Sie eine Low-Carb-Diät beginnen. Darüber hinaus werden Sie wahrscheinlich nicht die Energie haben, um sich durch ein Hardcore-Training zu versorgen, während Sie sich zuerst an eine Low-Carb-Diät gewöhnen müssen.

Während Ihrer ersten Woche einer Low-Carb-Diät, können Sie es einfach mit Ihrer Übungsroutine nehmen. Wenn Sie sich müde fühlen oder nicht mit Ihrer gewohnten Kapazität auftreten, sind Sie möglicherweise anfälliger für Verletzungen.

Um ruhiger und aktiv zu bleiben, sollten Sie sich an sanftes Dehnen, Yoga, Konditionierungsübungen und Gehen halten, bis sich Ihr Stoffwechsel umgestellt hat.

In der Zeit nach dem Training, bekannt als die Erholungsphase, unterstützen Kohlenhydrate dem Muskelwachstum zu helfen, geschwächte oder angespannte Muskeln zu reparieren und Kohlenhydrate verhindern einen Abbau der Muskeln. Eine hohe Aufnahme von Kohlenhydraten ist jedoch nicht notwendig, um diese Vorteile zu erzielen.

Kapitel 6: Die 10 besten Low Carb Tipps

1. Sie wissen, welche Lebensmittel Low-Carb sind

Low-Carb-Lebensmittel sind:

- mageres Fleisch wie, Hühnerbrust oder Schweinefleisch
- Fisch
- Eier
- blattgrünesGemüse
- Blumenkohl und Brokkoli
- Nüsse und Samen, einschließlich Nussbutter
- Öle wie Kokosöl, Olivenöl und Rapsöl
- Einige Früchte wie Äpfel, Heidelbeeren und Erdbeeren
- ungesüßte Milchprodukte, einschließlich einfacher Vollmilch und einfachem griechischem Joghurt

2.Kennen Sie die Anzahl der Kohlenhydrate

Die meisten Low-Carb-Diäten erlauben nur 20 bis 50 Gramm (g) Kohlenhydrate pro Tag. Aus diesem Grund ist es wichtig, dass Menschen Lebensmittel wählen, die eine niedrigere Kohlenhydratzahl haben, aber einen hohen Nährwert pro Portion.

Die Lebensmittel in den unten aufgeführten Mengen enthalten ca. 15 g Kohlenhydrate:

- 1Apfel oder Orange in der Größe eines Tennisballs
- 1 Handvoll Beeren
- 1 Handvoll Melonenwürfel
- 1/2 mittlereBanane
- 2 Esslöffel Rosinen
- 250 ml Milch
- 180 g Joghurt
- 1/2 Handvoll Mais
- 1/2 Handvoll Erbsen
- 1/2 Handvoll Bohnen oder Hülsenfrüchte
- 1 kleine gebackene Kartoffel
- 1 Scheibe Brot

- 1/3 Handvoll gekochter Reis

Während die aufgeführten Lebensmittel in etwa gleiche Mengenan Kohlenhydraten enthalten, sind sie nicht alle ernährungsphysiologisch gleichwertig. Die Milchprodukte auf der Liste enthalten Proteine und lebenswichtige Nährstoffe wie Vitamin D und Kalziumzusätzlich zum Kohlenhydratgehalt.

Das Obst und Gemüse enthalten auch essenzielle Vitamine und Mineralstoffe. Die Wahl von Vollkornsorten von Brot und Reis liefert mehr Nährstoffe als weiße Sorten, auch wenn der Kohlenhydratgehalt ähnlich ist.

3. Erstellen Sie einen Speiseplan

Ein Speiseplan kann helfen, die Dinge einfacher zu machen.

Wenn Sie mit einer Low Carb Diät starten, macht es Sinn eine Woche lang die Mahlzeiten zu planen und diese Lebensmittel dann einmal in der Woche zu kaufen.

Die Planung von Mahlzeiten im Voraus kann Ihnen helfen, sich an die Ernährung zu halten.

Zu wissen, was sie zum Mittag- und Abendessen essen werden, kann Ihnen helfen, ungesunde Speisen zu vermeiden, wie zum Beispiel in einem Fast-Food-Restaurant zu stoppen.

4. Vorbereitung der Mahlzeiten

Planung ist eine sehr gute Sache. Jedoch hilft die Zubereitung Ihrer Mahlzeiten am Vortag Ihnen auch:

- ungesunde Lebensmittelentscheidungen zu vermeiden
- Zeitersparnis zu geschäftigen Zeiten während der Woche
- Sie sparen Geld

Einige Leute bereiten gerne eine Woche Frühstück und Mittagessen im Voraus zu und lagern die Mahlzeiten in Containern. Somit ist das Essen schneller fertig. Es ist möglich, einige Mahlzeiten auch einzufrieren, was bedeutet, dass die Menschen noch mehr Essen im Voraus zubereiten können.

Viele vorgefertigte Mahlzeiten zur Hand können Ihnen helfen, weniger gesunde Optionen zu vermeiden.

Zu den beliebten Low-Carb-Mahlzeiten, die Sie im Voraus zubereiten können, gehören:

- Ei-Muffins
- Griechische Joghurtschalen
- Protein Pfannkuchen

- Hühnersalat-Wraps

- Eiweiß und Gemüse ohne Reis braten

5. Tragen Sie Low-Carb-Snacks bei sich

Low-Carb-Snack-Optionen für zwischen den Mahlzeitensind:

- hart gekochte Eier (prima zum Vorbereiten)

- ungesüßter Joghurt

- Baby oder normale Karotten

- EineHandvoll Nüsse

- Käse

Es ist wichtig, die Portionsgröße aller Snacks zu regulieren, um „Überessen" zu vermeiden.

6. Beachten Sie Carb Cycling

Carb-Cycling beinhaltet das Essen sehr kohlenhydratarmer Lebensmittel innerhalb einer bestimmten Menge von Tagen. Dann folgt ein Tag, an dem man höhere Kohlenhydratmahlzeiten zu sich nehmen kann. Dieses Vorgehen ist eine Hilfe für dem Körper, da so Plateaus vermeiden werden, an denen Fett verbannt wird. Denn oftmals entwickeln sich solche Hindernissen nach Zeiten einer Low Carb Diät.

Bevor Sie damit starten, sollten Sie jedoch mit Ihrem Ernährungsberater oder sogar Arzt über Ihre Pläne sprechen, denn Carb Cycling eignet sich nicht für jede Person.

7. Kohlenhydrate sind nicht alle gleich

Es gibt Kohlenhydrate in unterschiedlichen Formen.

Einfachkohlenhydrate bestehen im Grunde nur aus leicht verdaulicher Glukose, also Zucker. Daher sind verarbeitete Kohlenhydrate, die in weißem Zucker und Weißmehl vorkommen, für den Körper eine sehr beliebte Quelle von Energie.

Wenn mit einer Low Carb Diät begonnen wird, dann muss die Einnahme dieser Einfachkohlenhydrate reduziert werden. Denn die Vermeidung dieser Einfachkohlenhydrate führt relativ zügig zu einem Gewichtsverlust und zu einer Verbesserung der allgemeinen Gesundheit des Körpers.

Jedoch sind nicht alle Einfachkohlenhydrate gleich gut, oder gleich schlecht. Früchte enthalten Fructose, die ein einfaches Kohlenhydrat ist. Aber Obst während einer kohlenhydratarmen Ernährung zu verzehren wird empfohlen, da Obst viele wichtige Nährstoffe hat und auch als Vollnahrungsquelle von Kohlenhydraten angesehen wird.

Der menschliche Körper benötigt länger, um komplexe Kohlenhydrate zu verdauen und in Energie umzuwandeln. Denn diese muss der Körper erst in Einfachkohlenhydrate zerlegen. Diese komplexem Kohlenhydrate finden sich in Lebensmitteln, wie Früchte mit Ballaststoffen, wie etwa Bananen aber auch in Vollkornprodukten oder Bohnen.

Außerdem bieten komplexe Kohlenhydrate den Vorteil, dass das Sättigungsgefühl länger anhält, somit wird das Gefühl des Hungers länger in Schach gehalten. Somit entsteht nicht das Bedürfnis nach Snack.

8. Seien Sie sich der Alternativen bewusst

Die Substitution von Kohlenhydrat-Lebensmitteln mit hohem Kohlenhydrat- oder Kohlenhydratmangel kann dazu beitragen, die Aufnahme von Kohlenhydraten zu reduzieren.

Einige Low-Carb-Alternativen sind:

- Salatblätter statt Taco-Schalen
- Portobello Pilzmützen statt Brötchen

- gebackene Butternuss Kürbis statt Pommes frites

- Auberginen-Lasagne

- Blumenkohl Pizza Kruste

- Spaghetti-Zucchini statt Nudeln

- Zucchinibänder statt Nudeln

9. Angemessen Sport treiben

Bewegung ist ein wichtiger Teil der allgemeinen Gesundheit. Die Menschen sollten einen sitzenden Lebensstil vermeiden, aber auf übermäßige Bewegung verzichten.

Erwachsenen wird moderate Bewegung für 150 Minuten pro Woche für mindestens 10 Minuten zu einer Zeit für moderate gesundheitliche Vorteile empfohlen. Für optimale gesundheitliche Vorteile empfiehlt sich 300 Minuten Bewegung. Auch das Heben von Gewichten oder andere Krafttrainingsübungen verbessern die Gesundheit des Körpers.

Diejenigen, die Low-Carb-Diäten folgen sollten lange Perioden intensiver Aktivität wie Distanzlaufen vermeiden. Das liegt daran, dass Menschen, die eine Form intensiver Bewegung durchlaufen, die zusätzliche Ausdauer und Energie erfordert, wie ein Marathontraining, zusätzliche Kohlenhydrate benötigen, um ihren Körper zu betanken.

<u>**10. Nutzen Sie den gesunden Menschenverstand**</u>

Es ist wichtig, dass Sie über mögliche Risiken für Ihre Gesundheit informiert sind, bevor Sie mit einer Low Carb Diät beginnen.

Kurzfristige Gesundheitsrisiken, welche durch eine Low Carb Ernährung verursacht werden, umfassen oftmals Folgendes:

- Verstopfung
- Krämpfe
- hoher Cholesterinspiegel
- Herzklopfen
- Übelkeit
- Kopfschmerzen
- Energiemangel
- Mundgeruch
- Übelkeit
- Hautausschläge
- reduzierte Leistung im Sport

Langfristige Gesundheitsrisiken, die durch eine Kohlenhydratarme Ernährung verursacht werden, können Folgendes umfassen:

- Ernährungsmängel

- Verringerte Dichte der Knochen

- Probleme im Magen und Darm

Diese Menschen sollten einer Low-Carb-Diät nicht folgen, es sei denn, dies wird von einem Arzt angewiesen. Hierzu zählen Menschen mit einer Erkrankung der Nieren und Jugendliche sowie schwangere und stillende Frauen.

Kapitel 7 Die besten Rezepte für Low Carb Intervallfasten

FRÜHSTÜCK REZEPTE

Low-Carb Speck & Brokkoli Ei Burrito

Anstatt Eier in einer Tortilla für ein klassisches Frühstücksburrito einzuwickeln, wickeln wir Gemüse und Speck in eine Tortilla aus Eiern ein. Dazu schmiegen Sie Ihr gekochtes Gemüse in ein gesundes Omelett ein, um die Kohlenhydrate in diesem gesunden, glutenfreien Burrito zu genießen.

Zutaten

- 1 Scheibe Speck
- 50 g gehackter Brokkoli
- 30 g gehackte Tomate
- 1 großes Ei
- 1 Esslöffel fettreduzierte Milch
- 1 Jakobsmuschel, in Scheiben geschnitten (optional)
- 1/8 Teelöffel Salz
- 1/8 Teelöffel gemahlener Pfeffer
- 1 Teelöffel Raps oder Avocadoöl
- 2 Esslöffel geschredderter scharfer Cheddar-Käse

Zubereitung:

1. Kochen Sie Speck in einer mittleren Antihaftpfanne bei mittlerer Hitze, drehen Sie diesen ein- oder zweimal um, bis er knackig ist. Dies benötigt circa 4 bis 6 Minuten. Auf eine mit Papiertuch gefütterte Platte legen. Brokkoli in die Pfanne geben und unter Rühren, bis er weich wird für

circa 3 Minuten kochen. Tomaten unterrühren und in eine kleine Schüssel geben.

2. In der Zwischenzeit Ei, Milch, Jakobsmuschel, Salz und Pfeffer in einer anderen Schüssel verrühren. Wenn das Gemüse gekocht ist, wischen Sie die Pfanne aus. Öl hinzufügen und bei mittlerer Hitze erhitzen. Fügen Sie die Ei-Mischung hinzu, kippen Sie die Pfanne hin und her, um den Boden der Pfanne zu beschichten. Ungestört kochen lassen bis sich die Mischung auf den Boden gesetzt hat.

3. Mit einem dünnen, breiten Silikonspachtel, das Ei vorsichtig umdrehen. Mit Käse bestreuen und kochen, bis das Ei vollständig durch ist, ca. 1 Minute mehr. Dann auf einen Teller geben. Füllen Sie die untere Hälfte der "Tortilla" mit der Brokkoli-Mischung und oben mit dem Speck auf. Sorgfältig in ein "Burrito" rollen.

Nährwertangaben:

Portionsgröße: 1 Burrito

Pro Portion:

259 Kalorien | Protein 15,4 g | Kohlenhydrate 9,8 g | Ballaststoffe 3,3 g | Fett 18.2g

Tomaten-Parmesan Mini Quiches

Diese einzelnen Mini Quiches sind ein lustiger Snack auf eine traditionelle Quiche. Reste können gekühlt oder gefroren werden, um später in der Woche ein einfaches Frühstück zu genießen.

Zutaten

- 1 Antihaft-Kochspray
- 1 dünne Scheibe gekochten Schinken (Niedriges Natrium siehe Tipp)
- 150 g gehackte Tomaten
- 60 g dünn geschnittene grüne Zwiebeln
- 1 Esslöffel frisches Basilikum oder 1 TL getrocknetes Basilikum, zerkleinert
- 1/4 Teelöffel schwarzer Pfeffer
- 80 g fein geriebener Parmesankäse
- 6 große Eier, leicht geschlagen

Zubereitung:

1. Backofen auf 180 Grad Celsius vorheizen. Zwölf Muffinbecher mit Kochspray beschichten.

2. Eine Linie mit vorbereiteten Muffin Tassen mit Schinken, Tomaten, grüne Zwiebeln, Basilikum und Pfeffer aufteilen. Top mit Käse. Eier über Tomatenmischung gießen.

3. 20 bis 25 Minuten backen oder bis die Mischung pufft und ein Messer sauber herauskommt. 5 Minuten kühlen lassen und dann aus den Formen herausnehmen.

4. Auf Wunsch mit zusätzlichen grünen Zwiebeln und/oder frischem Basilikum dekorieren. Warm servieren.

Tipps

Tipp: Suchen Sie nach einem Schinken mit niedrigerem Natriumgehalt, der 450 mg Natrium oder weniger pro 60 g hat.

Nährwertangaben:

Portionsgröße: 2 Mini Quiches

Pro Portion:

159 Kalorien | Protein 15g | Kohlenhydrate 5g | Ballaststoffe 1g | Fett 8g

"Ei in einem Loch" Paprika mit Avocado Salsa

Bunte Paprikaringe stehen für Brot in dieser gesunden Version von Ei in einem Loch. Kochen Sie ein Ei in der Paprika und oben mit einer lebendigen Avocado Salsa für ein fröhliches Frühstück.

Zutaten

- 2 jeweilsPaprika, jede Farbe
- 1 Avocado, gewürfelt
- 60 ggewürfelte rote Zwiebel
- 1 Jalapeo-Pfeffer, gehackt
- 50 g gehackte frische Koriander,plus mehr zum Garnieren
- 2 je Tomaten, entkernt und gewürfelt
- 1 Scheibe Saft von 1 Limette
- 3/4Teelöffel Salz, geteilt
- 2 Teelöffel Olivenöl, geteilt
- 8 große Eier
- 1/4Teelöffel gemahlener Pfeffer, geteilt

Zubereitung:

1. Schneiden Sie Stiele und Böden von Paprika und würfeln Sie diese fein. Entfernen und entsorgen Sie Samen und Membranen.Schneiden Sie jeden Pfeffer in vierdünne Ringe.

2. Kombinieren Sie die gewürfelten Paprika mit Avocado, Zwiebeln, Jalapeo, Koriander, Tomaten, Limettensaft und 1/2 Teelöffel Salz in einer mittelgroßen Schüssel.

3. 1 Teelöffel Öl in einer großen Antihaftpfanne bei mittlerer Hitze erhitzen. Fügen Sie 4 Paprikaringe, dann knacken 1 Ei in die Mitte jedes Rings. Mit je 1/8 Teelöffel Salz und Pfeffer abschmecken. Kochen, bis sich das Eiweiß gut gesetzt hat, aber die Eigelbe immer noch flüssig sind. Dies dauert etwa 2 bis 3 Minuten. Sanft umdrehen und 1 Minute mehr für laufende Dotter kochen, 1 1/2 bis 2 Minuten mehr für festere Dotter. Auf Servierplatten geben und mit den restlichen Paprikaringen und Eiern wiederholen.

4. Mit der Avocado Salsaservieren und auf Wunsch mit zusätzlichem Koriander garnieren.

Nährwertangaben:

Portionsgröße:2 Eier und 3/4 Tasse Salsa

Pro Portion:

285 Kalorien | Protein 15,1 g | Kohlenhydrate 14,2g | Ballaststoffe 5,9 g | Fett 19,5g

Ei & Speck Blumenkohl Englisch Muffin Frühstück Sandwiches

Verwenden Sie englische Muffins aus Reiskohl anstelle von englischen Weizenmuffins, um ein leckeres Frühstückssandwich zu machen, das in Kohlenhydraten viel niedriger ist als herkömmliche Versionen. Mit einem leckerem Ei, knackigem Speck, cremiger Avocado und saftiger Tomate haben Sie ein zufriedenstellendes gesundes Frühstück, das lange Mittagessen voll hält.

Zutaten

- 2 Teelöffelnatives Olivenöl extra
- 4 jeweils große Eier
- 1 Prise Salz
- 1 Esslöffel Prise gemahlener Pfeffer
- 1 Esslöffel Wasser
- 8 Blumenkohl Muffins
- 4 Scheiben Speck, gekocht und halbiert
- 4 Scheiben Tomaten
- 1/2 Avocado, in 8 Scheiben geschnitten

Zubereitung:

1. Öl in einer großen Antihaftpfanne bei mittlerer Hitze erhitzen. Eier in die Pfanne knacken. Mit Salz und Pfeffer bestreuen. Wasser hinzufügen, abdecken und kochen, bis das Eiweiß gerade eingestellt ist, 2bis 4 Minuten.

2. Legen Sie 1 gekochtes Ei auf jeden von 4 Muffins. Mit je 2 Stück Speck, 1 Scheibe Tomaten und 2 Scheiben Avocado belegen.

Nährwertangaben:

Portionsgröße: 1 Sandwich

Pro Portion:

345 Kalorien | Protein 20,5 g | Kohlenhydrate 11g | Ballaststoffe 4,6g | Fett 25,1g

Gefüllte Paprika mit Ei

Omeletts in einer Paprika zu backen für ein gesundes, vegetarisches Frühstück. Süße Paprika werden mit einer Eierfüllung mit allen Befestigungen eines klassischen Denver Omeletts gefüllt. Wenn Sie eine größere Menge kochen, ist dieses Rezept einfach zu verdoppeln!

Zutaten

- 2 große Paprika, plus 30 g gehackt, geteilt
- 1/4 Teelöffel Salz
- 4 jeweils große Eier
- 1 Teelöffel natives Olivenöl extra
- 40 g gehackte Zwiebel
- 80 g gewürfelter Schinken
- 40 g geriebener Käse, wie Cheddar, Swiss oder Monterey Jack
- 1 Esslöffel frischt gehackten Schnittlauch

Zubereitung:

1. Backofen auf 180 Grad vorheizen.

2. 2 Paprika längs halbieren, Samen entfernen und entsorgen. Legen Sie die Paprika geschnitten in eine 20 Zentimeter breite Schale. In die Mikrowelle für circa 3 Minuten erwärmen. Trocknen und mit Salz bestreuen.

3. Eier in einer mittleren Schüssel verrühren.

4. In der Zwischenzeit Öl in einer kleinen Pfanne bei mittlerer Hitze erhitzen. Gehackte Paprika und Zwiebeln zugeben. Kochen, rühren, bis diese erweicht sind und beginnen braun zu werden. Die benötigt 2 bis 3 Minuten. Die Paprika- und Zwiebelmischung unter den

Paprikahälften aufteilen. Schinken unter den Paprikahälften aufteilen. Füllen Sie jede Paprika mit der Eimischung, bis sie gerade gefüllt ist. Je nach Größe Ihrer Paprika, können Sie von der Ei-Mischung etwas übrig haben.

5. Jede Paprikahälfte mit 1 Esslöffel Käse belege. Backen, bis die Füllung fest ist, 30 bis 40 Minuten. Mit Schnittlauch bestreuen und servieren.

Nährwertangaben:

Portionsgröße: 1 gefüllte Paprika

Pro Portion:

166 Kalorien | Protein 12,1 g | Kohlenhydrate 5,5g | Ballaststoffe 1,4 g | Fett 10,3g

Leckere Omelet Muffins

Proteinreiche Omelett-Muffins oder gebackene Mini-Omeletts sind ein perfektes Frühstück, wenn am Morgen keine Zeit für ein ausgiebiges ist. Machen Sie eine Charge voraus und frieren Sie für die Tage ein, an denen Sie keine Zeit für Ihre typische Haferflockenschale haben. Sie können diese auch frisch mit Obstsalat für einen einfachen Wochenendbrunch servieren.

Zutaten

- 3 Scheiben Speck, gehackt
- 240 g fein gehackter Brokkoli
- 4 jeweils Jakobsmuscheln, in Scheiben geschnitten oder fein gehackter Schinken
- 8 große Eier
- 150 g geriebener Cheddar-Käse
- 60 ml fettarme Milch
- 1/2 Teelöffel Salz & 1/2 Teelöffel gemahlener Pfeffer

Zubereitung:

1. Backofen auf 190 Grad vorheizen. Eine Muffinform für 12 Muffins mit Kochspray beschichten.

2. Kochen Sie Speckin einer großen Pfanne bei mittlerer Hitze für4 bis 5 Minuten bis dieser knackig ist. Mit einem geschlitzten Löffel auf eine mit Papiertuch gefütterte Platte geben und das Speckfett in der Pfanne lassen. Brokkoli und Jakobsmuscheln hinzufügen und unter Rühren ca. 5 Minuten kochen. Von der Hitze nehmen und 5 Minuten abkühlen lassen.

3. In der Zwischenzeit Eier, Käse, Milch, Salz und Pfeffer in einer großen Schüssel bestreuen. Die Speck- und

Brokkoli-Mischung unterrühren. Die Eiermischung unter die vorbereiteten Muffinbecher aufteilen.

4. Nun für 25 bis 30 Minuten backen. 5 Minuten stehen lassen, bevor Sie die Mischung aus der Muffindose entfernen.

Tipps

Um voranzukommen: Omeletts einzeln in Plastikfolie wickeln und bis zu 3 Tage kühl stellen oder bis zu 1 Monat einfrieren. Um diese zu erwärmen, auftauen, falls erforderlich, und entfernen Sie die Plastikfolie. Wickeln Sie in einem Papiertuch jedes Omelett ein und geben Sie es für 30 Sekunden bei hoher Leistung in die Mikrowelle.

Nährwertangaben:

Portionsgröße: 2 Mini Omeletts

Pro Portion:

212 Kalorien | Protein 15,7 g | Kohlenhydrate 4,6g | Ballaststoffe 1,1 g | Fett 14.5g

Blumenkohl Hasch mit Wurst & Eier

Diese einfache und nahrhafte Version von Frühstückshash verwendet Blumenkohlreis anstelle von Kartoffeln und Putenwurst statt Frühstückswurst, für ein gesünderes, kohlenhydratarmes Frühstück. Bereiten Sie es mit gebratenen Eiern zu für eine befriedigende Morgenmahlzeit.

Zutaten

- 4 Teelöffel Olivenöl, geteilt
- 1 kleine Zwiebel, gewürfelt
- 2 Knoblauchzehen, gehackt
- 250 g Putenwurst
- 400 g Blumenkohl Reis
- 1/4 Teelöffel Salz und 1/8 Teelöffel gemahlener Pfeffer
- 3 Esslöffel Wasser
- 8 große Eier

Zubereitung:

1. 2 Teelöffel Öl in einer großen Antihaftpfanne bei mittlerer Hitze erhitzen. Zwiebel und Knoblauch hinzufügen und anbraten bis sie durchscheinend sind. Die Wurst hinzufügen und unter Rühren kochen lassen bis diese durchgegart ist für etwa 4 bis 5 Minuten. Übertragen Sie die Mischung auf einen Teller oder eine Schüssel.

2. Erhöhen Sie die Hitze auf mittelhoch und fügen Sie Blumenkohlreis in einer gleichmäßigen Schicht in die Pfanne. Kochen Sie ohne Rühren, bis dieser beginnt, nach 2 bis 3 Minuten, goldbraun zu werden. Dann rühren und Salz, Pfeffer und Wasser hinzufügen. Bedecken und für 3 bis 4 Minuten kochen, bis dieser zart und golden wird.

Die Wurstmischung wieder einrühren und ca. 2 Minuten erhitzen.

3. 1 Teelöffel Öl in einer mittleren Antihaftpfanne bei mittlerer Hitze erhitzen. Brechen Sie 4 Eier in die Pfanne und garen Sie diese, bis das Eiweiß gesetzt wird, aber die Eigelbe sind immer noch flüssig sind, etwa 3 Minuten (oder bis zu 5 Minuten für festere Dotter). Auf einen Tellergeben und mit den restlichen 1Teelöffel Öl und den restlichen 4 Eiern wiederholen.

Tipps

Tipp: Suchen Sie Blumenkohlreis im Gefrierschrank Ihres Lebensmittelgeschäfts. Um Ihre eigenen zu machen, legen Sie 200 g Blumenkohl Blüten in einer Küchenmaschine und hacken Sie den Inhalt bis in Reis-Größe Stücke.

Nährwertangaben:

Portionsgröße: 180 g und 2 Eier

Pro Portion:

317 Kalorien | Protein 25,9 g | 52% DV; Kohlenhydrate 7,8 g | Ballaststoffe 2,7 g | Fett 18,8 g

Blatt-Pan-Eier mit Spinat & Schinken

Mit diesem Rezept für ein Pfannenofen-gebackene Eier war es noch nie einfacher, eine große Charge Eier zuzubereiten. Egal, ob Sie diese für einen Brunch oder einfach nur ein gesundes Frühstück für die kommende Woche zubereiten möchten, Sie haben 12 Portionen in nur 45 Minuten zubereitet.

Zutaten

- 18 große Eier
- 40 ml fettreduzierte Milch
- 1 1/2 Teelöffelgeräucherter Paprikagewürz
- 1 Teelöffel Salz
- 1 Teelöffel gemahlener Pfeffer
- 1 Teelöffel Zwiebelpulver
- 300 g gefrorener, gehackter Spinat, aufgetaut und trocken gepresst
- 120 g geriebener scharfer Cheddar-Käse
- 60 g gewürfelter Schinken

Zubereitung:

1. Backofen auf 160 Grad Celsius vorheizen. Großzügig ein großes umrandetes Backblech mit Kochspray beschichten.

2. Eier, Milch, geräuchertes Paprikagewürz, Salz, Pfeffer und Zwiebelpulver in einer großen Schüssel zusammenrühren. Auf das vorbereitete Backblech gießen und mit Spinat, Cheddar und Schinken bestreuen. Backen Sie, bis gerade steif wird für etwa 20 bis 25 Minuten. Drehen Sie die Pfanne von hinten nach vorne um, nach

10 Minuten um, damit Sie gleichmäßiges Kochen gewährleisten. In 12 Quadrate schneiden und servieren.

Tipps

Um voranzukommen: Quadrate einzeln in Plastikfolie wickeln oder in einen versiegelten Behälter zwischen Pergamentpapierschichten legen. Bis zu 3 Tage kühl oder bis zu 3 Monate einfrieren.

Nährwertangaben:

Portionsgröße: 1 Quadrat

Pro Portion:

164 Kalorien | Protein 13,8 g | Kohlenhydrate 2.5g | Ballaststoffe 0,9 g | Fett 10,8 g

Geräuchertes Lachs Omelett

Mit diesem Frühstück bleiben Sie für viele Stunden satt.
Ideal also für das Intervallfasten, wenn Sie Avocado und
geräucherten Lachs hinzufügen. Das gesunde Fett hilft, den
Hunger zu lindern und die Ballaststoffe der Avocado hilft
Ihnen, sich länger satt zu fühlen.

Zutaten

- 2 große Eier große Eier
- 1 Teelöffel fettarme Milch
- 1 Prise Salz
- 1 1/2 Teelöffel natives Olivenöl extra plus 1/2
  Teelöffel, geteilt
- 1/4 Avocado, in Scheiben geschnitten
- 30 g geräucherter Lachs
- 1 Esslöffel gehacktes frisches Basilikum

Zubereitung:

1. Die Eier mit Milch und Salz in einer kleinen Schüssel
   schlagen. 1 Teelöffel Öl in einer kleinen Antihaftpfanne
   bei mittlerer Hitze erhitzen. Fügen Sie die Ei-Mischung
   hinzu und kochen Sie diese, bis der Boden gesetzt ist und
   die Mitte ist noch nicht ganz fest ist. Dies benötigt ca. 1
   bis 2 Minuten.

2. Drehen Sie das Omelett um und kochen Sie es etwa 30
   Sekunden länger.

3. Dann auf einen Teller geben. Mit Avocado, Lachs und
   Basilikum belegen. Mit dem restlichen 1/2 Teelöffel Öl
   beträufeln.

Nährwertangaben:

Portionsgröße: 1 Omelett

Pro Portion:

323 Kalorien | Protein 19g | Kohlenhydrate 5,3g | Ballaststoffe 3,4g | Fett 25,2

Ei & Speck Pfannkuchen Frühstück Wraps

Ahornsirup versüßt dieses einfache Rezept, die Erwachsene und Kinder gleichermaßen lieben werden. Der Teig für den Pfannkuchen wird dünn in der Pfanne wie ein Krepp zubereitetet und mit einfachen Rollen verteilt.

Zutaten

- 80 gweißes Vollkornmehl
- 11/2Teelöffel Backpulver
- 1/4Teelöffel Salz plus eine Prise, geteilt
- 180 ml fettreduzierte Milch
- 2 jeweils große Eier, geteilt
- 1 1/2 Esslöffel natives Olivenöl extra
- 1/8 Teelöffel gemahlener Pfeffer
- 2 Teelöffel gehackte frische Schnittlauch
- 1 Scheibe Speck, gekocht
- 1 Teelöffel reiner Ahornsirup

Zubereitung:

1. Mehl, Backpulver und 1/4 Teelöffel Salz in einer mittelgroßen Schüssel verrühren. Milch, 1 Ei und Öl in einer kleinen Schüssel verrühren. Die Milchmischung zu den trockenen Zutaten geben und glattrühren.

2. Eine mittlere Antihaft-Pfanne mit Kochspray einsprühen. Bei mittlerer Hitze erwärmen. Circa 50 ml Teig in die Pfanne geben. Kippen und drehen Sie die Pfanne, um den Teig gleichmäßig über den Boden zu verteilen. Erwärmen, bis die Unterseite goldbraun ist, nach circa 1 1/2 bis 2 Minuten. Mit einem hitzebeständigen Silikon oder Gummispachtel, heben Sie die Kante, dann greifen Sie schnell den Pfannkuchen mit den Fingern und kippen

Sie ihn um. Weiterkochen, bis die zweite Seite ist goldbraun ist, ca. 1 Minute mehr.Auf einen Teller schieben. Wiederholen Sie dies mit dem restlichen Teig, sprühen Sie die Pfanne nach Bedarf wieder mit Kochspray ein.

3. Wischen Sie die Pfanne aus und beschichten Sie sie leicht mit Kochspraybei mittlerer Hitze. Das restliche Ei, die restliche Prise Salz, Pfeffer und Schnittlauch (falls verwendet) in einer kleinen Schüssel verquirlen. In die Pfanne geben und unter sanftem Rühren, bis zum Set,2 bis 3 Minuten kochen.

4. Um einen Wrap zuzubereiten, schichten Sie das Ei über das untere Drittel von 1 warmen Pfannkuchen. Mit Speck, Nieselregen mit Sirup belegen und rollen. Heben Sie die restlichen Pfannkuchen für ein weiteres Mal auf.

Tipps

Kühlen Sie zusätzliche Pfannkuchen zwischen Blatt Wachspapier für bis zu 2 Tage oder frieren Sie für bis zu 1 Monat ein.

Nährwertangaben:

Portionsgröße: 1 Pfannkuchen

Pro Portion:

411 Kalorien | Protein 14,3 g | Kohlenhydrate 19.1g | Ballaststoffe 1,6 g | Fett 31,1 g

Blumenkohl-Bagels

Holen Sie sich den Geschmack von klassischen Bagels mit wenigen Kohlenhydraten und Kalorien. Diese Blumenkohl-Bagels lassen viel Platz für schmackhaftes Bagel-Gewürz und ein lecker Geschmack von Frischkäse.

Zutaten

- 650 g Blumenkohlblüten
- 120 g geriebener scharfer Cheddar-Käse
- 1 großes Ei, leicht geschlagen
- 2 1/2 Teelöffel alles Bagel Gewürz

Zubereitung:

1. Backofen auf 180 Grad vorheizen. Ein großes Backblech mit Pergamentpapier auslegen.

2. Blumenkohl in eine Küchenmaschine geben. Verarbeiten, bis diese Zutat fein gehackt ist. In eine mikrowellensichere Schüssel geben. 3 Minuten lang lose mit Plastikfolie und in der Mikrowelle auf Hoch erhitzen. Etwas abkühlen lassen.

3. Den Blumenkohl auf ein sauberes Küchentuch geben und die überschüssige Feuchtigkeit abtrocknen. Geben Sie den getrockneten Blumenkohl in die Schüssel zurück und rühren Sie Cheddar und Ei ein, bis alles gründlich kombiniert ist.

4. Die Mischung in 8 Portionen auf dem vorbereiteten Backblech teilen und in 8 Zentimeter Kreise abflachen. Machen Sie ein Loch in der Mitte jedes Kreises mit einem Durchmesser von 2,5 Zentimetern. Entfernen Sie den

kleinen Kreis und klopfen Sie diesen Teig auf den Bagelring. Mit Würze bestreuen.

5. Nun für 25 Minuten backen, bis das Gericht gebräunt und knusprig an den Rändern ist.

Tipps

Gebackene Bagels zwischen Pergament- oder Wachspapierschichten in einem luftdichten Behälter für bis zu 3 Monate einfrieren.

Nährwertangaben:

Portionsgröße: 2 Bagel Stücke

Pro Portion:

185 Kalorien | Protein 11,1 g | Kohlenhydrate 8,9 g | Ballaststoffe 3,2 g | Fett 11,1g

Mittagessen Rezepte

Low-Carb Knoblauch Senf gebackener Schinken

Ob Sie Ihre Kohlenhydrataufnahme beobachten oder nicht, dieser herzhafte gebackene Schinken ist schmackhaft und garantiert Low Carb.

Zutaten

- 1 spiralförmiger Knochenschinken
- 50 ml grober Senf
- 2 Esslöffel gesalzene Butter (geschmolzen)
- 2 Teelöffel Honig
- 2 Teelöffel Knoblauchpulver
- 1 Teelöffel Zwiebelpulver
- 1 Teelöffel Paprika

Zubereitung:

1. Stellen Sie ein Backblech auf die niedrigste Position im Ofen. Backofen auf 185 Grad Celsius vorheizen.

2. Eine Bratpfanne mit Aluminiumfolie auslegen und ein Röstgestell in die Pfanne stellen. Schinken auf die Mitte des Ofenrostes legen. Den Schinken trocken mit Papiertüchern anbringen, damit die Senfmischung besser haftet.

3. Senf, geschmolzene Butter und Gewürze in eine große Rührschüssel geben. Kräftig rühren, bis gründlich kombiniert. Den Schinken damit einreiben und noch einmal für 10 Minuten in den Ofen geben.

Nährwertangaben

35 Kalorien | Kohlenhydrate 3 g | Protein 35 g | Ballaststoffe 3 g | Fett 150 mg

Tomaten Federrollen

Zutaten

Federrolle Zutaten:

- 6 -12 Blätter frischer Salat, zerrissene Stücke oder gehackt
- 1 mittelgroße (1 mittelschwere) Tomate
- 6 Stück Speck, gekocht
- frisches Basilikum, Minze oder andere Kräuter
- 6 Reispapier
- 12 Avocadoscheiben, optional

Sesam-Soja-Tauchsauce

- 60 ml Sojasauce
- 60 ml kaltes Wasser
- 1 Esslöffel Mayonnaise (optional, das macht den Dip cremig)
- 1 Teelöffel frischer Limettensaft
- 1 Teelöffel Sesamöl
- 1 Teelöffel Sriracha-Sauce oder jede heiße Sauce (optional)

Zubereitung:

Federrolle

1. Eine große Schüssel mit Wasser füllen und warm machen, indem Sie heißes Wasser hinzufügen. Tauchen Sie jeden Reispapier-Wrapper vorsichtig für ein paar Sekunden in warmes Wasser, bis diese feucht sind. Das Reispapier nicht übereintränken, es wird das Wasser auf seiner Oberfläche nach dem Entfernen aus dem heißen Wasser weiter aufnehmen.

2. Das Reispapier auf einen Teller oder eine Arbeitsfläche legen. Wenn das Reispapier beginnt das Wasser zu absorbieren und weicher und biegsamer zu werden (ca. 10-20 Sekunden, abhängig von Wrappern und Wassertemperatur), beginnen Sie, die Füllungen hinzuzufügen.

3. Beginnen Sie auf dem 1/3 Abschnitt des Reispapiers, die Ihnen am nächsten liegt Ihre Füllungen aus Salat, Tomaten und Speck zu schichten. Sie können nur 1 Speck pro Frühlingsrolle haben, aber wenn Sie es besonders geschmackvoll mögen fügen Sie 2 Scheiben Speck hinzu.

4. Beginnen Sie, den Wrapper über die Füllungen weg von Ihnen zu rollen, stecken und rollen Sie den Wrapper mit den Fingern, um sicherzustellen, dass alle Füllungen in der Reispapierpackung fest und rund bleiben.

5. Sofort servieren oder mit Plastikfolie abdecken, um das Gericht ein paar Stunden später zu essen.

Sesam-Soja-Tauchsauce

1. Kombinieren Sie alle Zutaten (Sojasauce, Wasser, Mayo (optional), Limettensaft, Sesamöl und Sriracha-Sauce) in einem kleinen Glas mit Deckel.

2. Nun den Deckel schließen und 15 Sekunden lang kräftig schütteln oder bis gut kombiniert sind.

Nährwertangaben:

Kalorien: 224kcal | Kohlenhydrate: 15g | Protein: 6g | Fett: 16g | Ballaststoffe 3g

Shawarma Hühnerschalen mit Basilikum-Zitronen-Vinaigrette

Zutaten

Huhn Shawarma

- 450 gr Freiland-Bio-Hühnerbrust, in Streifen geschnitten
- 2 Esslöffel Olivenöl
- 2 Esslöffel Zitronensaft
- 3/4 Teelöffel Feinkorn Meersalz
- 3 Knoblauchzehen, gehackt
- 1 Teelöffel Currypulver
- 1/2Teelöffel gemahlener Kreuzkümmel
- 1/4 Teelöffel gemahlener Koriander

Salat

- 100 g Salat nach Wahl
- 150 g Kirschtomaten, halbiert
- 2 Handvoll gezupfte frische Basilikumblätter
- 1 Avocado, in Scheiben geschnitten

Basilikum-Zitrone Vinaigrette

- 2 große Handvoll frische Basilikumblätter
- 1 Knoblauchzehe, zerschlagen
- 1/2 Teelöffel Feinkorn Meersalz
- 2 Esslöffel frischer Zitronensaft
- 5 Esslöffel Olivenöl

Zubereitung:

1. In einer Schüssel Olivenöl, Zitronensaft, Knoblauch, Salz, Currypulver, Kreuzkümmel und Koriander miteinander kombinieren.

2. In einem flachen verschließbaren Behälter oder in einem großen Ziploc-Beutel Hühnerstreifen und Marinade kombinieren.

3. Bedecken oder versiegeln und im Kühlschrank für mindestens 20 Minuten marinieren (über Nacht für vollen Geschmack marinieren.)

4. Wenn Sie bereit sind, die Mahlzeit zuzubereiten, erhitzen Sie eine große Antihaftpfanne bei mittlerer Hitze.

5. Fügen Sie ein etwas Olivenöl hinzu. Dann fügen Sie das Huhn hinzu und kochen es bis es goldbraun und durchgegart ist. Dies benötigt etwa 6 bis 8 Minuten. Währenddessen regelmäßig drehen, bis die Säfte klar laufen.

6. In der Zwischenzeit bereiten Sie die Vinaigrette zu. In einer Küchenmaschine (oder einem kleinen Mixer) Basilikum, Knoblauch, Salz und Zitronensaft glatt verarbeiten. Wenn der Motor läuft, fügen Sie langsam das Öl hinzu. Dann gut miteinander kombinieren. Beiseitestellen.

7. Um die Salate zu machen, fügen Sie die Grünsin eine große Schüsselund geben Sie Streusel Salz und Pfeffer hinzu. Fügen Sie das Huhn auf der Oberseite zusammen mit den Tomaten, Basilikum und Avocado hinzu.

8. Die Schüssel mit der Basilikum-Zitronen-Vinaigrette beträufeln.

9. Guten Appetit!

Nährwertangaben je Portion:

392 Kalorien | Fett 28 g | Kohlenhydrate 9 g | Eiweiß 27 g

Avocadosalat mit Hähnchenfleisch

Zutaten

- 250 g gekochtes Huhn, in große Stücke geschnitten
- 2 mittlere Avocados, gewürfelt
- 200 ml frisch gepresster Limettensaft
- Salz, nach Geschmack
- 40 g dünn geschnittene grüne Zwiebel
- 40 g fein gehackter frischer Koriander
- 150 g Mayo

Zubereitung:

1. Zerkleinern Sie das gekochte Huhn in mundegerechte Stücke.

2. Die Avocados in mittelgroße Stücke würfeln, mit dem Limettensaft vermischen und Avocado mit Salz abschmecken.

3. Die grüne Zwiebel in dünne Scheibenschneiden und den Koriander fein hacken.

4. Mischen Sie Mayo und den Limettensaft, um das Dressing zu machen.

5. Legen Sie das Huhn in eine große Schüssel, in die alle Salatzutaten passen.

6. Fügen Sie die in Scheiben geschnittenen grünen Zwiebeln zum Dressing hinzu und vermengen Sie alles gut.

7. Fügen Sie die Avocado zum Huhn hinzu und vermengen Sie alles gut miteinander.

8. Dann fügen Sie den gehackten Koriander und mischen Sie diesen sanft in den Salat.

9. Sofort servieren oder eine Weile vor dem Servieren abkühlen lassen.

Nährwertangaben:

Menge pro Portion:

Kalorien 361 | Fett 29g 246mg| Kohlenhydrate 10g | Ballaststoffe 7g| Protein 18g

Abendessen Rezepte

Slow Cooker Rindfleisch

Das wahre Geheimnis hier ist sicherzustellen, dass Sie das Fleisch vor dem langen, langsamen Braising nähen. Mit Low Carb Püree servieren.

Zutaten

- 2,5 kg Rindfleisch-Topfbraten
- Salz und Pfeffer nach Geschmack
- 1 Esslöffel Allzweckmehl, oder nach Bedarf
- 2 Esslöffel Pflanzenöl
- 300 g in Scheiben geschnitten Pilze
- 1 mittelgroße Zwiebel, gehackt
- 2 Knoblauchzehen, gehackt
- 1 Esslöffel Butter
- 1 1/2 Esslöffel Allzweckmehl
- 1 Esslöffel Tomatenmark
- 250 ml Hühnerbrühe
- 3 mittelgroße Karotten, in Stücke geschnitten
- 2 Stiele Sellerie, in Stücke geschnitten
- 1 Zweig frischer Rosmarin
- 2 Zweige frischen Thymian

Zubereitung:

1. Großzügig beide Seiten des Rindfleischs mit Salz und Pfeffer einreiben. Mehl darüber streuen, bis es gut beschichtet ist, und in das Fleisch klopfen. Schütteln Sie jeden Überschuss ab.

2. Pflanzenöl in einer großen Pfanne bei mittlerer Hitze heiß erhitzen. Den Braten auf beiden Seiten für jeweils 5-6

Minuten anbraten, bis er gut gebräunt ist. Aus der Pfanne nehmen und Beiseite stellen.

3. Reduzieren Sie die Hitze auf Medium und rühren Pilze und Butter ein. Nun die Pilze für 3-4 Minuten kochen lassen.

4. Zwiebel einrühren. 5 Minuten kochen, bis die Zwiebeln lichtdurchlässig sind und zu bräunen beginnen. Knoblauch hinzufügen, etwa eine Minute rühren.

5. Nun alles in den Slow Cooker geben. 1 1/2 Esslöffel Mehl unterrühren. Kochen und rühren für ca. 1 Minute. Tomatenmark hinzufügen und noch eine Minute kochen lassen.

6. Langsam Hühnerbrühe hinzufügen, rühren, um alles zu kombinieren und wieder zum Köcheln bringen. Dann von der Hitze nehmen.

7. Karotten und Sellerie hinzugeben. Braten über das Gemüse geben und angesammelte Säfte eingießen. Rosmarin und Thymian zugeben.

8. Zwiebel und Pilzmischung über die Oberseite des Bratens gießen. Den Deckel schließen. Kochen Sie den Braten für 5-6 Stunden, bis das Fleisch zart ist.

9. Löffeln Sie jedes Fett von der Oberfläche weg und entfernen Sie die Knochen. Mit Pfeffer sowie Salz abschmecken.

Nährwertangaben:

Pro Portion:

778 Kalorien | Protein 54,6 g | Kohlenhydrate 7.6g | Fett 57.3g |

Knoblauch Prime Rib

Schnelle und einfache Marinade und so lecker.

Zutaten

- 1 Prime Rippenbraten
- 10 Knoblauchzehen,gehackt
- 2 EsslöffelOlivenöl
- 2 Teelöffel Salz
- 2 Teelöffel gemahlener schwarzer Pfeffer
- 2Teelöffel getrockneter Thymian

Zubereitung:

1. Den Braten in eine Bratpfanne mit der fettigen Seite nach oben geben. In einer kleinen Schüssel Knoblauch, Olivenöl, Salz, Pfeffer und Thymian vermischen. Die Mischung über die Fettschicht des Bratens verteilen und den Braten aussitzen lassen, bis er bei Zimmertemperatur ist, nicht länger als 1 Stunde.

2. Den Ofen auf 260 Grad Celsius vorheizen.

3. Den Braten 20 Minuten im vorgeheizten Ofen backen, dann die Temperatur auf 165 Grad Celsius reduzieren und weitere 60 bis 75 Minuten weiter rösten. Die Innentemperatur des Bratens sollte bei 57 Grad Celsius für medium rare liegen.

4. Lassen Sie den Braten für 10 oder 15 Minuten vor dem Schneiden ruhen, so dass das Fleisch seine Säfte behalten kann.

Nährwertangaben:

Pro Portion:

562 Kalorien | Protein 29,6 g | Kohlenhydrate 1g | Fett 48g

Reiches und cremiges Rindfleisch Stroganoff

Ein reichhaltiges, cremiges Rindfleisch Stroganoff. Dieses Rezept verwendet einen Roux, um eine Rindersoße zu schaffen, die dann mit saurer Sahne und Frischkäse verdickt wird. Am besten zu Low Carb Pasta servieren.

Zutaten

- 1 kg Rinderbraten, in Streifen geschnitten
- 60 ml Rotwein
- 1 Teelöffel Salz
- 1/2 Teelöffel gemahlener schwarzer Pfeffer
- 1 Esslöffel natives Olivenöl extra
- 2 Esslöffel Butter
- 1 große Zwiebel, gewürfelt
- 3 Knoblauchzehen, gehackt
- 2 Esslöffel Butter
- 120 g in Scheiben geschnittene Pilze
- 30 g Butter
- 30 g Allzweckmehl
- 150 ml Rinderbrühe
- 1 Esslöffel Worcestershire Sauce
- 1 Teelöffel zubereiteter gelber Senf
- 2 Teelöffel zerkleinerte Paprikaflocken
- 30 ml saure Sahne
- 100 g Frischkäse, weich

Zubereitung:

1. Das Rindfleisch in eine große Schüssel geben. Rotwein, Salz und schwarzen Pfeffer unterrühren. 10 Minuten marinieren, dann das Rindfleisch entfernen und mit

einem Papiertuch trocknen. Stellen Sie die verbleibende Marinade beiseite.

2. Das Olivenöl in einer großen Pfanne bei mittlerer Hitze erhitzen. Das Rindfleisch hinzugeben und kochen und rühren, bis es gebräunt wird. dann auf einen Teller übertragen. Entleeren Sie das verbleibende Fett aus der Pfanne. 2 Esslöffel Butter bei mittlerer Hitze schmelzen. Zwiebel, Knoblauch und eine Prise Salzunterrühren. Kochen und rühren, bis die Zwiebel weich und durchscheinend ist. Die Zwiebelmischung mit dem zubereiteten Rindfleisch auf den Teller geben und beiseitestellen.

3. Weitere 2 Esslöffel Butter in der gleichen Pfanne bei mittlerer Hitze schmelzen und die Pilze unterrühren. Kochen und rühren, bis die Pilze zart sind, ca. 10 Minuten. Die gekochten Pilze in eine Schüssel geben und beiseitestellen. Die restliche Butter in der Pfanne schmelzen. Mehl einrühren, kochen und rühren, bis das Mehl schön mit der Butter vermengt ist. Dies dauert ca. 4 Minuten. Langsam in den Rinderbestand einrühren. Zum Kochen bringen, ständig rühren, dann die Hitze auf mittelniedrig reduzieren. Gießen Sie in die Rotwein-Marinade, Worcestershire-Sauce, den zubereiteten Senf und Paprikaflocken ein. Dann fügen Sie die Rindfleisch-Zwiebel-Mischung hinzu. Bedecken und für etwa eine Stunde köcheln, bis das Fleisch zart ist. Mit Salz und schwarzem Pfeffer abschmecken.

4. Pilze, saure Sahne und Frischkäse ca. 5 Minuten vor dem Servieren unterrühren.

Nährwertangaben:

Pro Portion:

567 Kalorien | Protein 29,4 g | Kohlenhydrate 8g | Fett 44,9 g

Gegrillter Filet Mignon mit Gorgonzola Sahnesauce

Zartefilet Mignon wird mit einer herzhaften Gorgonzola-Cremesauce getrunken und mit zerbröselten Speckstücken und in Scheiben geschnittenen grünen Zwiebeln gekrönt.

Zutaten

- 400 ml schwere Sahne
- 100 g zerbröckelt Gorgonzola Käse
- 3 Esslöffel geriebener Parmesankäse
- 3/4 Teelöffel Salz
- 3/4 Teelöffel gemahlener schwarzer Pfeffer
- 1/8 Teelöffel gemahlene Muskatnuss
- 4 Filets Rinderfleisch
- 1 Prise Zitronenpfeffer
- 1 Prise Knoblauchpulver
- 1 Prise Zwiebelpulver
- Salz und gemahlener schwarzer Pfeffer nach Geschmack
- 12 Scheiben dick geschnittener Speck, gehackt
- 4 grüne Zwiebeln, gehackt

Zubereitung:

1. Schwere Sahne in einen Topf geben und bei mittlerer Hitze zum Kochen bringen. Reduzieren Sie die Hitze und köcheln, bis die Sahne um die Hälfte reduziert ist, gelegentlich rühren. Von der Hitze nehmen und im Gorgonzola-Käse und Parmesan-Käse, Salz, Pfeffer und Muskatnuss rühren, bis der Käse geschmolzen ist.

2. Das Rinderfilet mit Zitronenpfeffer, Knoblauchpulver, Zwiebelpulver, Salz und Pfeffer würzen. Beiseitestellen. Den Speck in eine große, tiefe Pfanne geben und bei

mittlerer Hitze kochen, gelegentlich wenden, bis er gleichmäßig gebräunt ist. Den Speck auf einem Teller, der mit Küchenpapier ausgelegt wurde, abtropfen lassen. Einen Ofengrill für mittlere Hitze vorheizen und den Rost leicht ölen.

3. Kochen Sie die Steaks, bis sie beginnen sich zu festigen und rötlich-rosa und saftig in der Mitte sind. Circa 3 bis 5 Minuten pro Seite. Ein sofort lesbares Thermometer, das in die Mitte eingeführt wird, sollte 54 Grad Celsius messen. Die Steaks vom Grill nehmen und mit Folie einwickeln und für 5 bis 10 Minuten ruhen lassen. Jedes Steak mit der Gorgonzola-Sauce servieren und mit zerbröseltem Speck und gehackten grünen Zwiebeln garnieren.

Nährwertangaben:

Pro Portion:

1456 Kalorien | Protein 54,9 g | Kohlenhydrate 9g | Fett 133.6g

Brisket mit BBQ Sauce

BBQ Sauce hat viele Freunde. Dieses Rezept, das so zart und absolut lecker ist, wird ein wahrer Genuss. Reste, wenn Sie irgendwelche haben, machen wirklich großartige Sandwiches.

Zutaten

- 2 kg mageres Rindfleisch brisket
- 2 Esslöffel Flüssigrauch Aroma
- 1 Esslöffel Zwiebelsalz
- 1 Esslöffel Knoblauchsalz
- 1 1/2 Esslöffel brauner Zucker
- 150 g Low Carb Ketchup
- 3 Esslöffel Butter
- 30 ml Wasser
- 1/2 Teelöffel Selleriesalz
- 1 Esslöffel flüssiger Rauchgeschmack
- 2 Esslöffel Worcestershire Sauce
- 1 1/2 Teelöffel Senfpulver
- Salz und Pfeffer nach Geschmack

Zubereitung:

1. Reiben Sie das Fleisch mit Zwiebelsalz und Knoblauchsalz. Brisket in Folie rollen und über Nacht kühlen.

2. Backofen auf 150 Grad Celsius vorheizen. In eine große Bratpfanne geben. Etwa 2 Stunden abdeckt backen lassen. Aus dem Ofen nehmen, abkühlen lassen und dann in Scheiben schneiden. Scheiben wieder in die Pfanne geben.

3. In einem mittleren Topf Ketchup, Butter, Wasser, Selleriesalz, flüssigen Rauch, Worcestershire-Sauce, Senf, Salz und Pfeffer kombinieren. Rühren, und kochen, bis alles gut kocht.

4. Sauce über die Fleischscheiben in der Pfanne gießen. Abdecken und für eine weitere Stunde backen.

Nährwertangaben:

Pro Portion:

560 Kalorien | Protein 34,1 g | Kohlenhydrate 9.3g | Fett 42,3 g

Blaukäse Rindfleisch Tenderloin

Dies ist ein Rezept für ganzes Rindfleisch Filetloin gebacken und wird mit einer Low Carb Blaukäsesauce gekrönt.

Zutaten

- 1,5 kg ganzes Rinderfilet
- 60 ml Teriyaki-Sauce
- 60 ml Rotwein
- 2 Knoblauchzehen, gehackt
- 120 g Blaukäse, zerbröselt
- 30 ml Mayonnaise
- 60 ml saure Sahne
- 1 1/2 Teelöffel Worcestershire Sauce

Zubereitung:

1. Rindfleisch in eine flache Schale geben. Kombinieren Sie Teriyaki-Sauce, Rotwein und Knoblauch; über Rindfleisch gießen. Rindfleisch 30 Minuten im Kühlschrank marinieren lassen.

2. Backofen auf 230 Grad vorheizen.

3. Das Fleisch auf ein Backblech geben und im vorgeheizten Ofen 15 Minuten backen. Reduzieren Sie die Hitze auf 190 Grad Celsius, und kochen Sie für 30 bis 40 weitere Minuten, oder auf den gewünschte Gargrad. 10 Minuten vor dem Schneiden abkühlen lassen.

4. In einem Topf bei niedriger Hitze Blaukäse, Mayonnaise, saure Sahne und Worcestershire-Sauce kombinieren. Rühren, bis alles glatt ist und über das geschnittene Fleisch gießen.

Nährwertangaben:

Pro Portion:

669 Kalorien | Protein 35,1 g | Kohlenhydrate 5.1g | Fett
54,6 g

Gerolltes Flank Steak

Ich suchte sehr lange nach einem Flank Steak Low Carb Rezept. Aber ich fand keines. Also habe ich dieses hier selbst entwickelt.

Zutaten

- 1 kg Rindfleisch-Flanksteak
- 30 g Sojasauce
- 60 ml Olivenöl
- 2 Teelöffel Steak-Gewürz
- 320 g dünn geschnittener Provolone-Käse
- 4 Scheiben dick geschnittener Speck
- 60 g frische Spinatblätter
- 80 g in Scheiben geschnitten Crimini Pilze
- 1/2 rote Paprika, entkernt und in Streifen geschnitten

Zubereitung:

1. Legen Sie das Flankensteak auf ein Schneidebrett mit dem kurzen Ende, das Ihnen am nächsten ist. Von einer der langen Seiten, schneiden Sie durch das Fleisch horizontal innerhalb von 0,5 Zentimeter der gegenüberliegenden Kante. Sie können auch Ihren Metzger bitten, das Flankensteak für Sie zu schneiden, anstatt es selbst zu tun.

2. Mischen Sie die Sojasauce, Olivenöl und das Steak-Gewürz zusammen in einer großen wiederverschließbaren Plastiktüte. Marinieren Sie das Flankensteak im Kühlschrank für bis zu 4 Stunden.

3. Backofen auf 175 Grad Celsius vorheizen. Fetten Sie eine Glasbackform ein.

4. Legen Sie das Flankensteak flach vor sich hin, damit die Fleisch Maserung von links nach rechts läuft. Nun den Käse darauf geben. Den Speck, Spinat, Paprika und Pilze

über das käsebedeckte Steak in Streifen geben, die in die gleiche Richtung wie das Getreide des Fleisches laufen. Rollen Sie das Flankensteak auf und von Ihnen weg, so dass, wenn die Rolle in die Nadelradform geschnitten wird, jeder der Füllzutaten zu sehen ist. Rollen Sie es fest, aber achten Sie darauf, die Füllungen nicht aus den Enden zu drücken. Einmal gerollt, binden Sie es mit einem Küchenbinder ab.

5. In vorbereitete Backform geben und eine Stunde im vorgeheizten Ofen backen, oder bis die Innentemperatur 65 Grad Celsius erreicht. Aus dem Ofen nehmen und5 bis10 Minuten ruhen lassen, bevor Sie es in dünne Scheiben schneiden. Achten Sie darauf, den Bindfäden vor dem Servieren zu entfernen!

Nährwertangaben:

Pro Portion:

473 Kalorien | Protein 31,4 g | Kohlenhydrate 3g | Fett 36,9 g

Slow Cooker Barbeque

Dies ist ein altes Rezept, das meine Mutter für uns Kinder zubereitet hat. Es ist so lecker, dass es fast in Ihrem Mund schmilzt!

Zutaten

- 1,5 knochenloses Bratenfleisch
- 1 Teelöffel Knoblauchpulver
- 1 Teelöffel Zwiebelpulver
- Salz und Pfeffer nach Geschmack
- 1 Flasche Grillsauce nach Geschmack

Zubereitung:

1. Den Braten in den Slow Cooker geben. Mit Knoblauchpulver und Zwiebelpulver bestreuen und mit Salz und Pfeffer abschmecken. Grillsauce über das Fleisch gießen. Kochen Sie alles für 6 bis 8 Stunden auf der Stufe „Niedrig".

2. Entfernen Sie Fleisch aus Slow Cooker, zerkleinern Sie es und geben Sie es zurück in den Slow Cooker. Nun für einer weitere Stunde Kochen lassen und dann servieren.

Nährwertangaben:

Pro Portion:

344 Kalorien | Protein 20,5 g | Kohlenhydrate 23.3g | Fett 17,9 g

Haitianische Voodoo Sticks

Dieses feurige Abendessen schmeckt lecker mit frischen Pitas, gehackten Zwiebeln und saurer Sahne, um die schwarze magische Schärfe zu mildern! Vertrauen Sie mir, Sie werden sich danach sehnen!

Zutaten

- 2 Esslöffel Rindfleisch Bouillon Granulat
- 2 Esslöffel Wasser
- 3 Knoblauchzehen, gehackt
- 2 Teelöffel Cayennepfeffer
- 1/2 Teelöffel Salz
- 1 Teelöffel schwarzer Pfeffer
- 1,5 kg Rindfleisch Sirloin, in Würfel geschnitten
- 10 holzspieße, 1 Stunde in Wasser eingeweicht
- 2 Esslöffel Pflanzenöl

Zubereitung:

1. Bouillon in Wasser auflösen. Knoblauch, Cayennepfeffer, Salz und schwarzen Pfeffer einrühren. Das Fleisch in die Marinade zu geben, dann abdecken und mindestens 2 Stunden im Kühlschrank marinieren.

2. Einen Grill für hohe Hitze vorheizen.

3. Spießen Sie die Rindfleischwürfel, mit 6 bis 8 Stück pro Spieß auf. Gießen Sie das Öl auf eine Platte, und rollen Sie die Spieße darin, um sie auf allen Seiten zu beschichten.

4. Grillen Sie die Spieße, drehen Sie diese dabei häufig um, bis das Rindfleisch hellrosa geworden ist. 12 bis 15 Minuten sind dafür ausreichend Zeit.

Nährwertangaben:

Pro Portion:

327 Kalorien | Protein 29,3 g | Kohlenhydrate 2.5g | Fett 21,6 g

Topfbraten in Folie

Dieser Braten ist ein tolles Erlebnis, denn er schmeckt wunderbar, intensiv hat jedoch eine cremige Note.

Zutaten

- 1,5 Kilo Rinderbraten oder Putenbraten
- 1 Dose Low Carb Pilzsuppe (Alternativ 300 g Pilze und 300 ml Sahne)
- 1 Päckchen trockene Zwiebelsuppenmischung
- 2 Esslöffel Wasser

Zubereitung:

1. Backofen auf 150 Grad Celsius vorheizen.

2. Legen Sie ein Stück Folie auf den Boden einer Röstpfanne. Den Braten auf die Folie in die Pfanne geben.

3. In einer separaten kleinen Schüssel die Pilzsuppe mit der Zwiebelsuppe kombinieren. Gut mischen und über den Braten gießen. Das Wasser zugeben. Falten Sie Folie über und versiegeln Sie alle Kanten.

4. Ab damit in den Ofen und für 4 Stunden bei 150 Grad Celsius backen.

Nährwertangaben:

Pro Portion:

389 Kalorien | Protein 35,1 g | Kohlenhydrate 3,1g | Fett
25,1g

Die besten Fleischbällchen

Dieses Rezept ist ein Geheimtipp für Low Carb Fleischbällchen. Normalerweise mache ich meine mit nur Rinderhackfleisch und sie schmecken immer noch gut. Ich habe die Kombination von Schweinefleisch, Rindfleisch und Kalbfleisch verwendet und sie sind genauso gut. Verwenden Sie auf jeden Fall frische Low Carb Brotkrümel

Zutaten

- 500 g Hackfleisch (Pute und Schwein ist mehr Low Carb als Rind)
- 250 g gemahlenes Kalbsfleisch
- 250 g gemahlenes Schweinefleisch
- 2 Knoblauchzehen, gehackt
- 2 große Eier
- 150 g frisch geriebener Romano-Käse
- 1 1/2 Esslöffel gehackte italienische Petersilie / oder italienische Gewürze
- Salz und gemahlener schwarzer Pfeffer nach Geschmack
- 200 g abgestandenes italienisches Low Carb Brot, zerbröselt
- 150 ml lauwarmes Wasser
- 50 ml Olivenöl

Zubereitung:

1. Rindfleisch, Kalbfleisch und Schweinefleischin einer großen Schüssel kombinieren. Knoblauch, Eier, Käse, Petersilie, Salz und Pfeffer zugeben.

2. Brotkrümel in die Fleischmischung einkneten. Fügen Sie langsam das Wasser hinzu. Die Mischung sollte sehr feucht sein, aber immer noch ihre Form halten, wenn sie

in Fleischbällchen gerollt wird. Formen Sie nun die Fleischbällchen.

3. Olivenöl in einer großen Pfanne erhitzen. Fleischbällchen in Chargen braten. Wenn der Fleischball sehr braun und leicht knackig ist, von der Hitze entfernen und auf einem Papiertuch abtropfen lassen. Wenn Ihre Mischung zu feucht ist, bedecken Sie die Fleischbällchen, während sie kochen, damit sie ihre Form besser halten.

Nährwertangaben:

Pro Portion:

613 Kalorien | Protein 26,6 g | Kohlenhydrate 6,6g | Fett 53,2 g

Impressum und Rechtliches

Für Fragen und Anregungen:

1. Auflage 2020

Natalie Heidhauser

Vertreten durch:

© by Tim Muskat

Von-dem-Hagen-Weg 35

24536 Neumünster

Deutschland